KERSTIN MENZEL

DARM
— IN 60 SEKUNDEN ERKLÄRT —

KERSTIN MENZEL

DARM

in **60** SEKUNDEN erklärt

riva

Bibliografische Information der Deutschen Nationalbibliothek
Die Deutsche Nationalbibliothek verzeichnet diese Publikation in der
Deutschen Nationalbibliografie. Detaillierte bibliografische Daten
sind im Internet über http://dnb.d-nb.de abrufbar.

Für Fragen und Anregungen:
info@rivaverlag.de

Originalausgabe

1. Auflage 2016

© 2016 by riva Verlag, ein Imprint der Münchner Verlagsgruppe GmbH,
Nymphenburger Straße 86
D-80636 München
Tel.: 089 651285-0
Fax: 089 652096

Redaktion: Petra Holzmann
Umschlaggestaltung: Melanie Melzer
Umschlagabbildung: Shutterstock
Bildbearbeitung: Pamela Machleidt
Satz: inpunkt[w]o, Haiger
Druck: Graspo CZ, Tschechische Republik
Printed in the EU

ISBN Print 978-3-86883-845-9
ISBN E-Book (PDF) 978-3-95971-157-9
ISBN E-Book (EPUB, Mobi) 978-3-95971-158-6

Weitere Informationen zum Verlag finden Sie unter

www.rivaverlag.de

Beachten Sie auch unsere weiteren Verlage unter
www.muenchner-verlagsgruppe.de

INHALT

METERLANGER TUNNEL IM BAUCH – DER AUFBAU DES DARMS

Der Dünndarm: Kurvenreich mit vielen Falten

Wenn mal ein wenig charmanter Zeitgenosse zu Ihnen sagen sollte, dass Sie eine ganz schön lange Leitung haben, können Sie selbstbewusst und aus dem Bauch heraus entgegnen: »Stimmt, zum Glück!« Denn in jedem von uns zieht sich etwas mächtig in die Länge: der Dünndarm. Mit all seinen Windungen und Schlingen bringt er es bei einem Erwachsenen auf bis zu imposante sechs Meter; würden dann noch seine unzähligen Falten für ein Lifting gestreckt, käme er sogar auf rund 18 Meter!

Der erste Abschnitt des Dünndarms ist das verhältnismäßig kleine *Duodenum*, auch Zwölffingerdarm genannt. Warum? Weil seine circa 20 bis 30 Zentimeter Länge in etwa der Breite von zwölf (zugegeben recht üppigen) Fingern entspricht. Das *Duodenum* ist sozusagen das »C« des Darms: Beim Menschen gleicht seine Form diesem

Buchstaben, während er bei Tieren eher aussieht wie ein nach vorn geöffnetes Hufeisen. Ihm schließt sich das *Jejunum*, der Leerdarm, an. Er verdankt seinen deutschen Namen dem Umstand, dass dieser Teil des Darmtrakts nach dem Tod tatsächlich meistens leer ist. Das *Jejunum* ist mit annähernd zwei Meter Länge der zweitlängste Abschnitt des Dünndarms: Es enthält einen Großteil der Darmzotten. Diese finger- bzw. blattartig aus der Schleimhaut ragenden Ausstülpungen vergrößern die Aufnahmefläche des Darms noch um ein Vielfaches. Mit einem begeisterten La Ola begrüßen die wellenartig strukturierten Zotten unsere Nahrung und sorgen dafür, dass uns auch ja keine Kalorie entgeht.

Vom *Jejunum* geht es dann nahtlos ins *Ileum* über: Hier, im bis zu drei Meter langen Krummdarm, werden die Zotten nach und nach weniger und die Schleimhaut kriegt Plaques. Das ist aber durchaus wünschenswert, denn diese »Peyer-Plaques« sind nichts anderes als Lymphfollikel, kugelförmige Kolonien von B-Lymphozyten. Sie sind unverzichtbar für unser Immunsystem.

Der Blinddarm: Von wegen unnütz!

Gehören Sie auch zu den Menschen, denen der Blinddarm entfernt wurde? Sie Ärmste(r)! Denn das *Caecum*, der lateinische Fachbegriff für den Blinddarm, ist ein durchaus wichtiger Teil unserer Verdauungsregion; genauer gesagt, der Beginn des Dickdarms.

Hier hinein mündet der Krummdarm *(Ileum)* über eine Art Ventil, die sogenannte Bauhin- oder auch Ileozäkalklappe. Es ist gut, dass Ihr Bauch die Klappe hält: Sie verhindert, dass der Darminhalt aus dem mit Bakterien dicht besiedelten Dickdarm zurückfließt in den bakterienarmen Bereich des Dünndarms. Für alles, was diese Grenze passiert hat, gibt es keinen Weg zurück – so wie der Darm überhaupt eher als Einbahnstraße mit Haltebuchten anzusehen ist.

Wenn wir pauschal »Blinddarm« sagen, meinen wir meist nur das Ende des Blinddarms, den Wurmfortsatz *(Appendix vermiformis)*: eine Art kleine Sackgasse ohne Wendehammer. Heruntergeschluckte Kirschkerne, Kaugummis & Co. werden hier gern zum Dauerparker. Wer schon einmal mit einer Reizung oder Entzündung *(Appendizitis)* dieses kaum zehn Zentimeter langen Anhängsels zu tun hatte, weiß, dass es ein ziemlich dickes Ende werden kann. Autsch!

Über Jahrzehnte galt der Wurmfortsatz als funktionsloses Überbleibsel der Evolution. In unzähligen Appendektomien wurde er chirurgisch eliminiert. Heute ist man nicht mehr ganz so eilig mit dem Schnippeln: Es hat sich herausgestellt, dass der *Appendix* viele Lymphzellen enthält. Die sind ähnlich wie die Rachenmandeln zwar nicht überlebenswichtig, leisten aber dennoch einen Beitrag zur Körperabwehr. Forschungen legen nahe, dass der Wurmfortsatz als Reservoir für nützliche Darmbakterien dient. Wird er entfernt, kann es nach einer Durchfallerkrankung länger dauern, bis sich die Darmflora wieder aufgebaut hat.

Der Dickdarm: Aufsteiger, Querdenker und Absteiger

Der mittlere Teil des insgesamt rund einen Meter langen Dickdarms, der sich an den Blinddarm anschließt, heißt Grimmdarm oder, wie er häufiger und von Medizinern bezeichnet wird: *Colon*. Das *Colon* hat in etwa die Form eines auf dem Kopf stehenden »U« und wirkt damit fast wie ein Zierrahmen für das darin liegende Kunstwerk Dünndarm. Dabei ist auch der Grimmdarm selbst ein Virtuose! Er ist sozusagen »dick im Geschäft«. Denn seine Hauptaufgabe ist, dem Speisebrei, der aus dem Dünndarm kommt, Wasser zu entziehen und so das täglich eintreffende Volumen von etwa eineinhalb Litern auf rund 200 Milliliter zu komprimieren. Diese körpereigene »Zip-Datei« erleichtert uns mächtig das Leben, sonst kämen wir vom stillen Örtchen gar nicht mehr runter.

Gemäß seinen wichtigen Funktionen ist das *Colon* in vier Abschnitte unterteilt: in das aufsteigende *Colon* (*Colon ascendens*, sozusagen das linke Bein vom umgestülpten U), das quer verlaufende *Colon* (*Colon transversum*, die waagrechte Verbindung zwischen den U-Beinen), das absteigende *Colon* (*Colon descendens*, genau: das rechte Bein) und in den kleinen Schlenker zum Schluss, das s-förmige Sigma-*Colon* (*Colon sigmoideum*). Während im aufsteigenden und im quer verlaufenden *Colon* hauptsächlich Flüssigkeit entzogen wird, sind die hinteren Teile für das Eindicken und Speichern der Masse zuständig.

Damit der Darminhalt all diese Verarbeitungsstufen durchlaufen kann, wird er durch Muskelkontraktionen bewegt. Das sorgt für eine gründliche Durchmischung, ähnlich wie bei den Kugeln bei der Ziehung der Lottozahlen. Damit der Jackpot irgendwann in die Toilettenschüssel plumpsen kann, wird er zudem in »Massenbewegungen« vorangetrieben. Etwa ein- bis dreimal pro Tag geht es ungefähr 20 bis 30 Zentimeter weiter, natürlich immer mit dem klaren Ziel: das Licht am Ende des Tunnels zu erreichen …

Der Mastdarm: Es geht zu(m) Ende

Bevor der Darmkanal endgültig in die Zielgerade Richtung Tageslicht geht, überwindet er noch eine weitere Passage, die uns zumindest aus Kindertagen vom Fiebermessen noch gut bekannt ist: das Rektum bzw. den Mastdarm bzw. den Enddarm. Er ist bei jedem Menschen unterschiedlich lang, bringt es aber durchschnittlich auf etwa 15 bis 18 Zentimeter. Der Mastdarm befindet sich im kleinen Becken zwischen Harnblase und Kreuzbein; bei Frauen teilt er sich den vorhandenen Platz mit Gebärmutter und Vagina, beim Mann mit der Prostata. Seine Lage brachte ihm im Alt- und Mittelhochdeutschen die treffende Beschreibung »arsdarm« (Arschdarm) ein; im Laufe der Zeit entwickelte sich daraus jedoch das freundlichere Wort »Mastdarm«.

Während die venösen Blutgefäße der anderen Darmteile über die Pfortader mit der Leber verbunden sind und ihr auf diese Weise Nähr- und Giftstoffe zur Weiterverarbeitung zukommen lassen, gilt dies nicht für die unteren Etagen des Rektums. Wird ein Medikament z.B. klassisch in Form eines Zäpfchens in den Po eingeführt, gelangen die Wirkstoffe unter Umgehung der Leber direkt in den Blutkreislauf. Mit einer geringeren Dosierung erzielen sie so die gleiche Wirkung wie Tabletten oder Kapseln, die wir oral einnehmen. Einen Teil der Substanzen behält die Leber nämlich ein, weil sie sie als Gift erkennt und unschädlich macht – was weder der Leber selbst noch dem Rest des Patienten hilft. So ist ein Zäpfchen vielleicht nicht die allerangenehmste Art, eine Arznei zu sich zu nehmen – aber durchaus eine schonende.

Der obere Teil des Enddarms, die Ampulle, kann sich stark weiten. Das ist auch gut so, denn hier sammelt sich das, was der Körper portionsweise wieder loswerden möchte. Wann es so weit ist, erfassen Dehnungsrezeptoren in der Darmwand der Ampulle. Signalisieren sie »hier passt nichts mehr rein«, zieht die Karawane weiter zum Ausgang.

Schließmuskeln: Die muskulären Grenzposten

Damit nicht alle Geheimnisse unkontrolliert nach außen dringen, hält man manches besser unter Verschluss. Das gilt auch für den Enddarm. Er verfügt sogar über eine doppelte Sicherheitszone: den inneren und den äußeren Schließmuskel. Ersterer ist ein gutes Beispiel dafür, dass nicht alles im Leben eine Frage des freien Willens ist. Dieser innere Schließmuskel besteht aus glatter Muskulatur; ob er sich öffnet und das »Geheimnis« dahinter preisgibt, können wir nicht willkürlich beeinflussen; das vegetative Nervensystem beherrscht ihn. Gibt die Ampulle im Mastdarm das »Go«, erschlafft er und die Türe nach draußen wäre geöffnet.

Doch gut, dass unser Analbereich über ein weiteres Hintertürchen verfügt! Denn wer gerade im Supermarkt durch die Gänge streift, in der Gehaltsverhandlung um jeden Euro kämpft oder, im Stau stehend, von der nächsten Raststätte noch weit entfernt ist, der weiß, wie ungelegen ein solcher Drang kommen kann. So können wir von Glück reden, noch den äußeren Schließmuskel zu haben, der dicht hält, solange wir das wollen. Auch wenn der innere Schließmuskel dem Druck nachgibt – dank der quer gestreiften Muskulatur macht der äußere zu, bis die Kasse passiert ist, der Chef zugestimmt hat oder die 70 Cent fürs Tankstellenklo in den Automaten gesteckt sind.

Unterstützung erhält dieser tapfere muskuläre Grenzposten dabei vom *Corpus cavernosum recti*. Diese ringförmig angeordneten Schwellkörper liegen in der Enddarmschleimhaut und schwellen bei starker Durchblutung an; dadurch entstehende Ausbuchtungen werden *Krypten* genannt. Die Schwellpolster ermöglichen das »Feintuning« des Ausscheidevorgangs und sind für die Kontinenz unerlässlich. Allerdings kann sich das Gefäßpolster vergrößern und dann Beschwerden verursachen: In diesem Fall sprechen Fachleute von »symptomatischen Hämorrhoiden« oder einem Hämorrhoidalleiden.

Darmwände: Gewandtes Gewand

Die Hülle unseres Verdauungskanals ist ein intelligenter Schlauch mit mehreren cleveren Schichten. Bis auf geringfügige Unterschiede hat sie in allen Abschnitten des Darms das gleiche Grundmuster. Die äußerste Schicht, *Serosa* oder *Adventitia*, ist ein dünnes Bindegewebe. An manchen Stellen wird die *Serosa* vom Bauchfell gebildet. Darüber liegt die Muskelschicht, auch *Muscularis* genannt. Diese Muskelfasern bringen Bewegung in den Darm: Quer und längs verlaufend, ermöglichen sie, dass sich der Darm entsprechend zusammenziehen kann. Das hat den Effekt eines Förderbandes: Der Speisebrei wird weitertransportiert.

Die nächste Lage ist die *Submukosa*. Sie besteht aus ganz lockerem Bindegewebe und enthält neben Blut- und Lymphgefäßen auch zahlreiche Nervenzellen und kleinere Drüsen. Die innerste Schicht ist schließlich die *Mukosa*, die Darmschleimhaut. Ihre gesamte Oberfläche soll mit rund 300 Quadratmetern größer sein als der heilige Rasen von Wimbledon. Zum Vergleich: Ein Tenniscourt ist circa 260 Quadratmeter groß. Schwedische Forscher sehen das allerdings anders: Ihren Messungen zufolge liegt die Fläche der Darmwandschleimhaut bei »nur« 30 bis 40 Quadratmetern, also gerade mal einem halben Badmintonfeld. Dennoch ist die Oberflächenvergrößerung im Darm enorm

– und dafür sind in erster Linie die dünndarmtypischen Zotten verantwortlich. Auf einem Quadratmillimeter Dünndarmwand stehen 30 solcher »Minifinger« ab, die ihrerseits wieder einen bürstenartigen Saum haben. Die *Mukosa* verfügt wenn nicht über Villagröße, so zumindest aber über den Platz eines Apartments, und den nutzt sie nicht nur zur Verdauung. Er ist auch die Heimat eines Großteils der menschlichen Immunzellen. Diese bilden eine effektive Abwehrmannschaft, die täglich Milliarden von Keimen, die in den Darm gelangen, daran hindert, Schaden anzurichten. Mission possible!

LEBEN IM DARM – EIN PARALLEL-UNIVERSUM

Bakterienballungsraum Darm: Schöner Wohnen für Mikroben

Wussten Sie, dass Sie in Ihrem Darm ein ganzes Ökosystem unterhalten? Ein Erwachsener beherbergt dort die unglaubliche Summe von bis zu 100 Billionen Bakterien. Müssten wir einen Scheck über diese Summe ausstellen, stünde auf dem Papier eine 1 mit 14 Nullen. Und so winzig diese Mikroorganismen sind: Ihre gesamte Masse bringt es auf ein spürbares Gewicht. Rund eineinhalb bis zwei Kilogramm, das Gewicht von rund 20 Schokoladentafeln, stünden auf der Anzeige, wenn wir die Mikroben – also Kleinstlebewesen wie vor allem Bakterien, aber auch Viren, Pilze und Hefen – unserem Inneren entnähmen und auf die Waage legen würden.

Kein Wunder, dass es Darmbakterien in deutlich mehr Sorten gibt als Milka, Schogetten und Ritter Sport zusammen. Schätzungen liegen bei circa 1000 Arten, es könnten aber auch erheblich mehr sein. Dabei ist unser Magen-Darm-Trakt im Mutterleib noch steril! Doch bereits vor dem ersten Schrei sind wir eigentlich schon nicht mehr wir selbst: Ab dem Platzen der Fruchtblase werden wir von den Kleinstlebewesen besiedelt. Und das so nachhaltig, dass wir bald darauf zehnmal so viele fremde Mitbewohner haben wie menschliche Zellen. Dass ein Großteil von ihnen den Darm als Lebensraum bevorzugt, hängt mit den optimalen Lebensbedingungen dort zusammen. Zumindest für die »Anaerobier«. Nein, das ist kein Volk aus einer Weltraumserie, sondern bezeichnet schlicht Bakterien, die zum Überleben keinen Sauerstoff benötigen bzw. beim Kontakt damit sogar sterben können.

In unserem Darm ist es darüber hinaus kuschelig warm und herrlich feucht, und es gibt auch noch jede Menge Futter für die Mikroorganismen in Form der Nahrung, die wir zu uns nehmen. Diesen angenehmen All-inclusive-Aufenthalt in der Darm-DomRep danken uns die Bakterien mit einer großen Vielfalt und jeder Menge Nachkommen.

Mysterium Darmflora: Hygiene ist relativ

Die Mikrobenparty in den Eingeweiden nennen wir umgangssprachlich »Darmflora«. Klingt schön blumig, stammt aber aus einer Zeit, in der Bakterien & Co. dem Pflanzenreich zugeordnet wurden. Das ist heute überholt; der üppige Strauß Mikroorganismen heißt nun »Darmmikrobiota«.

Als diese baucheigene Artenvielfalt vor geraumer Zeit von den Medizinern entdeckt wurde, war das Entsetzen zunächst groß: Bakterien, zu Hilfe! Die unsichtbaren Minilebewesen fürchtete man als gefährliche Krankheitserreger; ein derart verseuchter Darm konnte keinesfalls gesund sein. Mit Darmreinigungen nahm man den Kampf gegen die »intestinale Toxämie« (Vergiftung der Eingeweide) genannte vermeintliche Erkrankung auf – der 1856 geborene Chirurg Sir William Arbuthnot Lane empfahl gar, den Dickdarm zu entfernen!

Das wäre ein schlecht bekömmlicher Schachzug – wissen wir heute: Die meisten Bewohner unserer Darm-WG bewirken nämlich das Gegenteil von Krankheit. Sie unterstützen unter anderem das Immunsystem, produzieren Vitamine, verhindern, dass es sich Keime gemütlich machen und Infekte hervorrufen, helfen beim Abbau von Schadstoffen. Bei der Verwertung wichtiger Nahrungsbestandteile sind sie natürlich auch mit an Bord. Wenn Sie mal die körpereigenen Mitarbeiter des Monats suchen, wären die Organismen der Darmflora geeignete Kandidaten!

Die Zusammensetzung dieser eifrigen Angestellten unseres Organismus ist bei keinem Menschen völlig gleich und wird durch die Lebensbedingungen beeinflusst. In westlichen Ländern, wo sauberes Trinkwasser verfügbar ist und die Hände vor dem Essen und nach dem Toilettengang gewaschen werden, kommen im menschlichen Darm weniger Keime und Bakterien vor als zum Beispiel bei den Naturvölkern Papua-Neuguineas. Das hat einerseits zur Folge, dass Westler weniger häufig an Infektionen erkranken; andererseits leiden Papua-Neuguineaner seltener an chronischen Krankheiten.

Dick, diabetisch, depressiv: Der Einfluss der Darmbakterien

Wenn die Waage zu viel anzeigt, trösten wir uns gern mit »schweren Knochen«. Viel wahrscheinlicher sind jedoch: »schwere Bakterien«! Experten sind sich sicher, dass ein aus dem Gleichgewicht geratenes Bakterienbiotop im Darm für ein gesundheitliches Chaos sorgt, z.B. für zu viele Pfunde. Verfügt ein Mensch vermehrt über spezielle Bakterien *(Firmicutes)*, die dabei helfen, schwer verdauliche Kohlenhydrate aufzunehmen, zieht er aus der gleichen Menge Nahrung mehr Energie als andere. Doppelt fies: Wer zu viel isst, kurbelt die Vermehrung dieser Bakterien an – und das ohnehin vorhandene Übermaß an Kalorien wird auch noch »bestens« zu Hüftspeck verarbeitet. Während wir darauf Einfluss nehmen können – mit gesunder Ernährung und FdH reduzieren wir diese Mikroben –, sind wir anderen Besiedlungen erst mal ausgeliefert.

So zeigte eine Untersuchung von an Diabetes-Typ-1-erkrankten Kindern, dass sie über eine geringere Menge Butyrat-bildender Mikroorganismen im Darm verfügen als gesunde Gleichaltrige. Butyrate sind antientzündlich wirkende Fettsäuren, die den Fett- und Zuckerstoffwechsel positiv beeinflussen. Die Hoffnungen der Diabetesforschung liegen jetzt auf Maßnahmen zur Förderung der Butyratproduktion, u. a. mit ballaststoffreicher Kost. Die soll nicht nur das Zuckerrisiko, sondern auch das von Herzinfarkt und Schlaganfall senken.

Darmbakterien regulieren auch unsere psychische Gesundheit! So wird z.B. in unserem Verdauungstrakt ein Großteil des »Glückshormons« Serotonin gebildet. Die Vorstufe davon, Tryptophan, wird vom Körper jedoch auch beim Kampf gegen Entzündungen benötigt. Leiden wir unter einer chronischen Entzündung, kann das die Serotoninbildung hemmen. Zudem benötigen wir zur Tryptophanherstellung B-Vitamine: Verfügt unser Darm nicht über ausreichend B-Vitamin-produzierende Bakterien, kann das eine Depression begünstigen.

Das Who's Who der Bakterien: Welcher Darmtyp sind Sie?

Für die Wohngemeinschaft im Darm gilt: je mehr Bewohner, desto besser. Da die Stammbelegschaft in den ersten drei Lebensjahren angelegt wird, ist der Kontakt mit vielen Bakterien im Kleinkindalter wichtig. Das fängt schon bei der Niederkunft an: Während ein Baby im natürlichen Geburtskanal jede Menge Mikroben von der Mama mitbekommt, geht ein Kaiserschnitt deutlich hygienischer vonstatten. Für den so geborenen Nachwuchs ein Nachteil, denn seinem Immunsystem fehlt eine der wichtigsten Trainingseinheiten. Noch am ersten Geburtstag kann man im Darm die verschiedenen Wege auf die Welt nachvollziehen; die *Mikrobiota* unterscheidet sich klar. Vielfalt, in der Biologie »Diversität« genannt, schützt uns. Das wird auch dadurch deutlich, dass die Abwehrkräfte von Bauernhofkindern viel besser ausgeprägt sind als die von Kids, die in gründlich geputzten Wohnungen aufwachsen.

Eine Darmflora ist also bei keinem Menschen gleich; sie stellt sozusagen den bakteriellen Fingerabdruck dar. Drei Bakterienarten kommen jedoch besonders häufig vor und ermöglichen so eine Einteilung in Spezies. Diese nennen die Wissenschaftler »Darmflora-Enterotypen«. Bei Angehörigen des Typs 1 dominieren im Darm die *Bacteroides*. Sie sind die Spezialisten für die Energiegewinnung sowie für die Produktion von Vitamin C (Ascorbinsäure), B2 (Riboflavin), B5 (Pantothensäure) und B7 (Biotin). Dieser Darmfloratyp ist besonders häufig unter Fleischessern in der westlichen Welt vertreten. In Typ-2-Därmen überwiegt die Gattung *Prevotella*, Hersteller von Vitamin B1 (Thiamin) und Vitamin B9 (Folsäure). *Prevotella* finden sich oft bei Vegetariern. *Ruminococcus*-Bakterien bestimmen den Enterotyp 3; sie verwerten in erster Linie Zellulose in Form von Ballaststoffen und Zucker. Wie gut wir bestimmte Nährstoffe oder auch Medikamente aufnehmen, ist infolgedessen Typsache – Darmtypsache.

Achtung, Antibiotikum: Riskanter Bakterientod

Obwohl ihr Name das Gegenteil bedeutet – im Griechischen heißt *anti* so viel wie »gegen«, *bios* heißt »Leben«, also »gegen Leben« – können uns Antibiotika in zahlreichen gesundheitlichen Härtefällen vor dem Tod bewahren. Eine Lungenentzündung z.B. führte vor der Auswertung von Sir Alexander Flemings verschimmelten Petrischalen und der damit verbundenen Entdeckung des Penicillins häufig auf direktem Weg zum Friedhof. Heute dank Antibiotika nur noch selten, denn der Wirkstoff richtet sich tatsächlich gegen Leben: genauer gesagt, gegen das von Bakterien, die die Erkrankung auslösen. Doch er bringt auch ein Problem mit sich: Räumt das Medikament einmal kräftig in uns auf und entrümpelt sozusagen den Bakterienspeicher, tut es dies äußerst gründlich. Das kennen Sie vielleicht: Wenn man schon mal auf dem Dachboden werkelt und den Sperrmüllabholservice bestellt hat, landet meist eine ganze Menge mehr vor der Haustür, als man ursprünglich geplant hat. Oft stellt sich dann hinterher heraus, dass wir das eine oder andere Teil doch noch gut hätten gebrauchen können. Mit einem Antibiotikum ist es ähnlich: Es killt nicht nur diejenigen Bakterien, die uns husten, fiebern und leiden lassen, sondern auch jede Menge von denen, die einfach nur unschuldig in unserem Darm sitzen und z.B. arglos Vitamine produzieren. Kollateralschaden.

Den stellen Sie unter anderem fest, wenn eine Menge »Sperrmüll« in der Toilettenschüssel landet; ein Arzt nennt das »Antibiotika-assoziierte Diarrhö« – Durchfall durch Bakterientöter. Auch wenn es nicht zum »flotten Otto« kommt, herrscht in Ihrem Darm nach der Antibiotikaeinnahme erst mal Bakterienebbe. Deshalb sollten

Penicillin und Kollegen wirklich nur dann eingenommen werden, wenn es erforderlich ist, und nicht auf Verdacht – z.B. bei einer Erkältung. Die wird nämlich meist von Viren hervorgerufen, gegen die Antibiotika machtlos sind.

Probiotika und Prebiotika: Bevölkerungszuwachs erwünscht

Ein Probiotikum ist im Wortlaut das Gegenteil eines Antibiotikums: Es ist für (»pro«) das Leben. So heißen Substanzen, die lebensfähige Mikroorganismen enthalten. Es gibt sie in Form von Lebens- und Arzneimitteln, die die Zahl der Immunzellen im Darm erhöhen und schlechte Bakterien bekämpfen sollen. Manche Speisen wie Joghurt oder Sauerkraut bringen von Natur aus solche lebenden Bakterien mit, denn sie entstehen durch Fermentation. Das bedeutet, dass sie mithilfe von Enzymen oder Mikroorganismen wie z.B. Milchsäurebakterien hergestellt bzw. haltbar gemacht werden. Milch verwandelt sich so in Joghurt, Weißkohl wird zu Sauerkraut.

Manche Lebensmittel werden extra mit probiotischen Bakterienstämmen angereichert, z.B. mit Bifido- oder Laktobakterien. Diese Produkte wurden in der Vergangenheit oft als gesundheitsfördernd beworben, doch sind viele den wissenschaftlichen Beweis der angepriesenen

Eigenschaften schuldig geblieben. Experten raten daher meist, herkömmlichen Joghurt zu essen; ein »Frühstück fürs Immunsystem« in Form von probiotischen Drinks sei unnötig. Wer aber, etwa nach einer Magen-Darm-Grippe oder einer Antibiotikatherapie, ein Probiotikum zur Regeneration der Darmflora nehmen möchte, sollte auf die Menge der enthaltenen Bakterien achten; sie ist für die Wirkung entscheidend.

Die große Frage bei den *Probiotika*, nämlich wie viele Bakterien im Darm überhaupt fit und aktiv ankommen, umgehen wir mit *Prä-* bzw. *Prebiotika*. Hierbei handelt es sich vorwiegend um Kohlenhydrate, die nur den guten Darmbakterien schmecken. Diese werden dann kräftig und vermehren sich, wohingegen die fiesen Mikroben *Prebiotika* nicht verarbeiten können und leer ausgehen bei der Essensausgabe. Appetit auf eine ordentliche Portion Prebiotika? In Schwarzwurzeln, Chicorée, Pastinaken und Artischocken beispielsweise stecken jede Menge drin.

DIE VERDAUUNG – VOM NAHRUNGS-BREI ZUR RESTERAMPE

Gallensaft, Bauchspeichel, Enzyme: Teilen, trennen, recyceln

Ob Sie nun eine Artischocke knabbern oder in die Chips-tüte langen: Unser Darm hat den Ehrgeiz, aus allen Nahrungsmitteln das Optimum herauszuholen. Um das zu erreichen, bekommt der Nahrungsmix bereits im Magen einen salzsäure- und enzymhaltigen Saft verpasst, der schon mal mit der Eiweißverdauung anfängt. Leicht verdauliche Kohlenhydrate, z.B. in Form von Nudeln, werden dadurch rasch durchgeschleust, Fettes hingegen verbleibt meist mehrere Stunden im Magen. Portionsweise wird die Menge dann über den Pförtner *(Pylorus)*, einen Kontroll- bzw. Schließmuskel am Ende des Magens, in den Zwölffingerdarm (den Anfang des Dünndarms) zur Weiterverarbeitung abgegeben.

Da die Schleimhaut des Dünndarms deutlich sensibler ist als die des Magens, muss der Speisebrei aber zunächst neutralisiert werden. Hierfür sitzen im Dünndarm sogenannte Becherzellen, die ständig Schleim produzieren. Dieser schützt einerseits die empfindliche Schleimhaut und sorgt zusätzlich dafür, dass der Nahrungsbrei besser gleitet. Auch Bauchspeicheldrüse *(Pankreas)* und Leber geben ihren »Senf« dazu: Während Erstere wichtige Enzyme und alkalische Säfte spendet, schickt Letztere gelbe Galle in den Dünndarm. Die benötigen wir vor allem für die Fettverdauung. Der Pankreassaft mit seinen verschiedenen Enzymen hingegen kann fast alle Nahrungsbestandteile hydrolysieren, das heißt mit Zugabe von Wasser aufspalten. Ausnahme: Zellulose, einen wasserunlöslichen Ballaststoff, schafft er nicht. Enzyme sind Enyzme (Eiweiße) und so etwas wie Verdauungskatalysatoren. Fünf verschiedene Gruppen sorgen in unserem Darm dafür, dass sich Steak oder Torte in Nährstoffe auflösen bzw. in Grundbausteine wie Fett- und Aminosäuren sowie Zuckermoleküle zerlegt werden. Auch von der Galle bleibt nur etwa ein Achtel übrig: Dieses wird nachher ausgeschieden und ist Mitverursacher der braunen Färbung des Stuhls.

Resorption:
Damit die Nahrung ins Blut übergeht

Der Sinn der Verdauung ist natürlich, aus den vielen Leckereien, die wir über den Tag so zu uns nehmen, Energie zu schaffen: Ohne sie könnten wir nicht überleben. Um das zu erreichen, müssen die heruntergeschluckten Nährstoffe ins Blut übergehen. Aber wie befördert unser Körper das Butterbrot in die Adern?

Bevor es so weit ist, muss der Verdauungstrakt jede Menge Kleinarbeit leisten. Durch das Kauen der Speisen sorgen wir bereits im Mund für die erste Zerkleinerung, und Flüssigkeiten wie Speichel und Magensaft treffen weitere wichtige Vorbereitungen. Doch der größte Teil der Verdauung findet in unserem Dünndarm statt: Hier werden die aus dem Magen eintreffenden, bereits unter zwei Millimeter kleinen Nahrungspartikel weiter zerlegt und gespalten. Enzyme leisten dabei einen entscheidenden Beitrag: Peptidasen verarbeiten Proteine und Peptide zu Aminosäuren, Glykosidasen machen aus Stärke einfache Zuckermoleküle, Lipasen spalten Fette in Fettsäuren und Glycerin, Nukleasen zerkleinern Nukleinsäuren, und Laktase sorgt dafür, dass aus Milchzucker Galaktose oder Glukose wird. Derart winzig, können die Stoffe schließlich über die Darmschleimhaut aufgenommen (resorbiert) werden. Je größer die Fläche der Darm-

schleimhaut, umso besser nehmen wir die Nahrungsbestandteile auf – es ist also ganz sicher kein Zufall, dass
der menschliche Dünndarm mit all seinen Falten, Zotten
und Co. riesig groß ist.

In jeder dieser Zotten befindet sich ein mit dem Pfort-
adersystem vernetztes Blutgefäß, das die jetzt in Ener-
giemoleküle zerlegten Speisen hungrig entgegennimmt.
Von da geht's gleich ab zur Leber, die alle Moleküle auf
Herz und Nieren bzw. Gifte prüft und im Zweifelsfall unschädlich macht. Überschüssige Energie wird zum Teil
schon hier gespeichert; der Rest fließt zum Herzen und
wird von dort an alle bedürftigen Zellen gepumpt.

Wassersparen und Resterampe

Egal, ob wir mittags in der Kantine zur Suppe noch ein
großes Glas Limo getrunken oder einfach nur einen tro-
ckenen Müsliriegel gefuttert haben: Bei seiner Ankunft
im Dünndarm ist der Speisebrei immer feucht. Der
Grund: Neben der Nahrung enthält er auch jede Menge
vom Körper selbst durch Sekretion abgegebenes Wasser.
Schließlich sind viele Nährstoffe wasserlöslich, sodass
die Flüssigkeit die Verdauung erleichtert. Doch um mit
einem praktischeren gefestigten Format weiterzuarbei-
ten, entzieht der Dünndarm dem Brei das Wasser wieder. Sonst mussten wir viel mehr trinken und deutlich

öfter aufs Klo. Etwa 80 Prozent der Flüssigkeit wird daher resorbiert; täglich sind das etwa acht Liter, wobei nur rund zwei Liter aus der Nahrung stammen, der Rest sind Verdauungssekrete. Die Darmmuskulatur *(Peristaltik)* sorgt dann nach sechs bis neun Stunden Verweildauer des Speisebreis im Dünndarm für den Abtransport des davon verbliebenen kleinen Rests.

Was vom Dickdarmtürsteher, der Bauhin-Klappe, durchgelassen wird, hat nichts mehr mit dem gemeinsam, was mal durch den Mund ins Verdauungssystem eingebracht wurde. Von Kuchen und Schnitzel sind hier nur noch einige unverdauliche Nahrungsbestandteile und Verdauungssäfte übrig. Die Flüssigkeit wird bis auf einen Bruchteil inklusive der Salze, in erster Linie Natrium, Kalium und Chlor, durch die Dickdarmwand ins Blut zurückresorbiert. Erstere sind ein gefundenes Fressen für den Pulk von Dickdarmbakterien. Und tatsächlich holen die aus dem scheinbaren Abfall noch jede Menge raus: Fettsäuren, Vitamin K, Biotin, Wasserstoff, Schwefelwasserstoff und – Methan. Rund 600 Milliliter Darmgas entstehen so täglich; wenn sie entweichen, ist dies je nach Art des Verzehrten sowohl riech- als auch hörbar. Hilft aber nix: Alles muss raus, was keine Miete zahlt.

Warteschlange im Zwischenspeicher

Die Länge des Enddarms, wo die mittlerweile zu *Faeces* (medizinisch für Kot) verarbeiteten und eingedickten Speisebreireste schließlich nach vielen Stunden Aufenthalt in Dünn- und Dickdarm landen, ist mit 25 bis 30 Zentimeter vergleichsweise kurz. Die Verweildauer des Darminhalts dafür oft umso länger: Etwa ein bis vier Tage kann es bis zum endgültigen Abschied, der Defäkation, noch dauern. In dieser Zeit wird der ankommenden Masse weiterhin fleißig Flüssigkeit entzogen, sie wird gesammelt und in Häufchen zusammengefasst. Dabei dehnt sie die Ampulle, den oberen Abschnitt des Enddarms. Deren Füllstand geben Nervenrezeptoren in der Darmwand zuverlässig weiter, bis das Großhirn ab einer bestimmten Menge reagiert. Wir merken dann: Eine Toilette in der Nähe wäre jetzt super. Der innere Schließmuskel, ein gehorsamer Befehlsempfänger, knickt bei solchem Druck ein bzw. erschlafft. Das ist natürlich nur zu unserem Besten, denn optimalerweise bewegen wir uns jetzt Richtung Toilette und werden das geformte, trockene und von allen nützlichen Nährstoffen befreite Etwas los. Anfangen können wir damit ja ohnehin nichts mehr.

Weitere Rückhaltemechanismen erlauben uns jedoch, vor der Entleerung noch das Umfeld zu checken. Stellen wir fest, dass wir nur schnell durch den Flur ins WC huschen müssen, darf sich auch der äußere Schließmuskel ganz entspannt der Situation öffnen. Anders, wenn gerade kein stilles Örtchen erreichbar ist: In diesem Fall wird die Grenze zur Außenwelt einfach dicht gemacht. Das *Corpus cavernosum recti*, die jetzt mit Blut gefüllten Schwellkörper, sorgen dafür, dass im Moment wirklich nichts entfleucht. Grundsätzlich sollten wir aber lernen, rechtzeitig loszulassen: Wer den inneren Drang zum Stuhlgang zu oft unterdrückt, kann damit Verstopfung *(Obstipation)* begünstigen.

Alles muss raus: Stuhlgang

Meist täglich suchen wir eine Toilette auf, um die Überbleibsel von Steak und Tiramisu wieder loszuwerden. Früher, als es noch kein Wasserklosett gab, verzog man sich für diese Tätigkeit auf einen Leibstuhl. Im Gegensatz zu herkömmlichen Sitzmöbeln war dieser mit einem Nachttopf ausgestattet, über den man nach abgewickeltem Geschäft einen Deckel klappen konnte. Der »Gang zum Stuhl« führte schließlich zur Bezeichnung »Stuhlgang«, während das weitverbreitete Verb »kacken« lateinische Wurzeln hat: Das Wort stammt von *cacare* ab, was so viel heißt wie – Entschuldigung – »scheißen«. Diese und andere mehr oder weniger blumigen Formulierungen beschreiben allesamt den Vorgang der Defäkation: Beide Schließmuskeln machen sich hierzu locker, die Schwellkörper ziehen sich diskret zurück und mithilfe der Anspannung unserer Bauchmuskulatur tritt durch den *Anus* das Ergebnis der langwierigen Darmarbeit zutage. Je nachdem, was und wie viel wir gegessen haben oder wie aufgeregt wir sind, kann das auch öfter als einmal pro Tag geschehen. Ebenso ist es normal, wenn es seltener passiert. Ob Sie nun dreimal täglich oder dreimal wöchentlich zum »Stuhl« gehen: Diese Frequenzen liegen alle noch im Bereich der Norm. Nur wenn wir die übliche Häufigkeit deutlich über- oder unterschreiten, spricht der Hausarzt von *Diarrhö* (Durchfall) oder *Obstipation* (Verstopfung).

Übrigens: Ausgiebige Toilettensitzungen mit der Zeitung sind an einem entspannten Sonntagmorgen auf den ersten Blick sicherlich eine gemütliche Sache. Doch Ihr Darm sieht das anders, denn für ihn kann das lange Aussitzen auf der Klobrille ungemütlich werden. Es stört nämlich den Blutfluss und führt so womöglich zu einem Hämorrhoidalleiden. Zu heftiges Pressen ist ebenso schädlich – und unnötig. Schließlich muss da nichts im Format eines Babys zur Welt kommen ...

Jetzt geht's um die Wurst: Kleine Materialkunde

Was letztlich in der Schüssel landet, ist durchaus von Gewicht: Rund 100 bis 200 Gramm scheiden wir durchschnittlich am Tag aus. Wer sich vegetarisch ernährt, toppt diesen Wert sogar: Der Ballaststoffanteil der Nahrung ist bei Veggies höher und schlägt sich auf der Waage nieder. Auf bis zu 350 Gramm bringen es solch gewichtige Stühle. Ein großes Stuhlvolumen gilt medizinisch als wünschenswert; dieses erkennen Sie daran, dass die Überbleibsel nicht gleich Richtung Kanalisation untergehen, sondern erst ein wenig auf dem Wasser schwimmen.

Aber was genau steckt in dieser Hinterlassenschaft eigentlich drin – sprich, woraus besteht unser Häufchen? Die oben erwähnten Ballaststoffe, unverdauliche Nahrungsbestandteile wie beispielsweise Pflanzenfasern, machen etwa ein Drittel der Menge aus. Hinzu kommen jede Menge Bakterien aus dem Darm, die ihren Dienst verrichtet haben und in ihrem wohlverdienten Ruhestand noch ein bisschen mehr von der Welt sehen möchten als unsere Innereien. Auch sie machen eine Menge von rund 30 Prozent aus; diese Zahl kann aber variieren. Andere körpereigene Bestandteile sind ebenfalls dabei, z.B. abgestoßene Darmzellen, Überreste von Enzymen und natürlich noch ein wenig Flüssigkeit, die den Kot so weich macht, dass er sanft aus uns hinausgleiten kann. Und dann scheiden wir noch die Substanzen aus, die der Organismus gern loswerden möchte, wie zum Beispiel Medikamentenrückstände oder Farbstoffe. Der charakteristische Geruch von Fäkalien (vom lateinischen *faeces*) ist bei Allesfressern übrigens intensiver als bei denen, die sich fleischlos ernähren. Der Grund: Insbesondere bei der Verdauung tierischer Eiweiße entstehen Stoffe wie Indol und Skatol, die mächtig stinken. Allerdings nicht überall: Indol finden Sie auch in Maiglöckchen und Jasmin, Skatol in Nahrungsmitteln wie Kaffee und Blumenkohl.

Eine Formsache: Die Bristol-Skala

Menschen vermessen gern. So stellen wir fest, was der Norm entspricht und was nicht. Eigentlich verwunderlich, dass erst 1997 an der University of Bristol (England) eine Art »Stuhlformenskala« entwickelt wurde. Diese sogenannte Bristol-Skala unterscheidet sieben verschiedene Exkrementtypen:

– Typ 1 sind einzelne feste Klümpchen, die nur mit Mühe auszuscheiden sind.

– Bei Typ 2 handelt es sich ebenfalls um Klumpen, aber eher von wurstartiger Gestalt.

– Noch mehr gleicht Typ 3 einer Wurst; diese hat jedoch eine rissige Oberfläche.

– Typ 4 gilt als Prototyp der perfekten Ausscheidung: Hierbei ist die Wurst äußerlich glatt gestaltet.

– Glattrandig sind auch die Klümpchen von Typ 5, die weich sind und somit leicht ins Freie rutschen.

– Bei Typ 6 weisen die Kleckse nur noch einen unregelmäßigen Rand auf.

– Typ 7 ist völlig flüssig und beinhaltet keine festen Bestandteile.

Diese Einteilung gibt auch Hinweise darauf, wie viel Zeit die Nahrung in der Darmpassage verbracht hat. Typ 1 und 2 lassen auf Verstopfung schließen; bis zu 100 Stunden hatten wir den Speisebrei vorher in uns. Anders bei Typ 5, 6 und 7: Das ist »Flitzekacke« – Durchfall. Die 7er-Typen rauschen innerhalb von zehn Stunden von oben nach unten durch.

Neben der Konsistenz gibt die Farbe weiteren Aufschluss. Normaler Stuhl ist gelblich braun; hierfür sorgt neben Galleresten roter Blutfarbstoff, der zu gelbem verarbeitet wurde. Wenn die Darmbakterien nicht richtig arbeiten oder Sie ein Antibiotikum eingenommen haben, wird der Stuhl zu gelb. Eine andere Ursache hierfür ist die Stoffwechselstörung Morbus Meulengracht; Betroffene sollten Paracetamol meiden. Bei grauem Stuhl kann die Leber-Darm-Verbindung eingeschränkt sein. Hier ist ein Arztbesuch sinnvoll, ebenso bei rotem oder schwarzem Stuhl. Es können Hämorrhoiden oder Blaubeeren bzw. Rote Bete mögliche Auslöser sein, es kann jedoch auch Ernsteres dahinterstecken.

GUTES ESSEN, SCHLECHTES ESSEN

Bitte Ballaststoffe:
Warum Körner & Co. uns guttun

Zugegeben, Name und Stellenbeschreibung hören sich nicht sehr attraktiv an: Ballaststoffe, das klingt nach unnützem Ballast, den der Mensch nicht selbst verdauen kann. Dabei sind die »Nahrungsfasern«, wie Fachleute die pflanzlichen Bestandteile des Essens liebevoller nennen, für die Verdauung unverzichtbar. Und sie können noch viel mehr: Lösliche Ballaststoffe wie Pektine, Inulin und Oligofruktose binden Gallensäuren, die somit funktionslos werden. Während wir sie ausscheiden, muss der Körper neue produzieren. Hierfür benötigt er Cholesterin, also sinkt der Cholesterinspiegel im Blut.

Im Dickdarm werden die Faserstoffe dann von den Bakterien verwertet. Dabei entstehen Fettsäuren, die die Cholesterinsynthese in der Leber hemmen und so die Blutfettwerte verbessern. Auch der Blutzuckerspiegel wird

mit löslichen Ballaststoffen prima in Schach gehalten:
Sie verhindern, dass die Werte nach einer Mahlzeit zu
schnell ansteigen. Unlösliche Ballaststoffe, etwa Zellulose und Lignin, binden im Dickdarm vorhandenes Wasser und sorgen dafür, dass sich der Darm stärker gefüllt
anfühlt. Dies erzeugt einen Sättigungseffekt und regt die
Muskulatur des Verdauungstrakts an.

Forscher trauen den Pflanzenfasern zudem zu, das Darmkrebs- und Diabetesrisiko zu verringern, Herz-Kreislauf-Erkrankungen vorzubeugen und die Depressionsneigung
zu senken. Es lohnt sich also zuzugreifen, wenn Hafer,
Bohnen, Erbsen, Zitrusfrüchte, Gerste und Erdbeeren
serviert werden: Sie enthalten viele lösliche Ballaststoffe. Unlösliche stecken zahlreich z.B. in Vollkornbrot,
Karotten, Apfelschalen, Blumen- und Weißkohl. Es darf
davon übrigens ruhig ein bisschen mehr sein: 30 bis 40
Gramm Faserstoffe sollten wir täglich zu uns nehmen.
Wir bringen es meist nur auf klägliche 18 Gramm!

Zucker, Fette, Eiweiße: Baustoffe des Lebens

Alle lebenden Organismen bestehen aus Zuckermolekülen, Fetten und Aminosäuren. Diese Stoffe nehmen wir
daher auch zu uns: Sie geben Energie. Lebensmittel, die
hauptsächlich aus Zuckermolekülen bestehen, nennt man
Kohlenhydrate. Komplexe Zuckerketten, wie im Voll-

kornbrot vorhanden, werden von unseren Verdauungsen-
zymen detailverliebt zerlegt. Das dauert; der Zucker wird
auf sanfte Weise nach und nach im Blut freigesetzt. Haus-
haltszucker kommt schon kleinteilig im Dünndarm an,
er wird sofort resorbiert. Das lässt den Blutzuckerspiegel
unerwünscht hochschnellen: Jetzt muss der Körper viele
Hormone, insbesondere Insulin, ausschütten. Der Vorteil
der Kohlenhydrate: Sie geben rasch Energie; 17 Kilojou-
le (4,1 Kalorien) pro Gramm, ebenso viel wie ein Gramm
Eiweiß. Nehmen wir mehr Zucker auf, als wir verbrau-
chen, lagern wir den Vorrat als Glykogen in der Leber an.
Weiterer Überschuss wird in Fett umgewandelt und für
schlechte Zeiten im Fettgewebe platziert.

Apropos Fett: Ein Gramm liefert mehr als doppelt so viel
Energie wie Kohlenhydrate und Eiweiß, nämlich 39 Kilo-
joule (9,3 Kalorien). Es hat ein geringes Volumen bei ho-
hem Sättigungswert und sorgt unter anderem dafür, dass
wir fettlösliche Vitamine aufnehmen. Um Übergewicht
zu vermeiden, sollten Fette allerdings nur 30 Prozent der
Gesamtenergiezufuhr ausmachen, davon ein Drittel un-
gesättigte Fettsäuren. Zu viel Fett wird in Unterbauch,
Haut, aber auch in Blutgefäßen und Organen gespeichert.
Das führt zu gesundheitlichen Problemen.

Proteine (Eiweiße) benötigen wir für Wachstum und Ge-
webereparatur. Sie setzen sich zusammen aus verschiede-

nen aneinandergereihten Aminosäuren, die im Dünndarm klein geschnippelt werden. Tierisches und pflanzliches Eiweiß enthält Aminosäuren in unterschiedlichen Kombinationen. Vegetarier sollten auf Soja, Quinoa, Amaranth und Buchweizen setzen.

Glutensensitivität: Wenn Weizen wehtut

Was gesund ist, tut noch lange nicht jedem gut. Getreide zum Beispiel ist ballaststoffreich, sollte somit lang anhaltend sättigen und die Darmmuskulatur anregen. Warum wird Ihnen dann nach dem Verzehr von Nudeln oder einer Scheibe Roggenbrot immer so schwummerig im Bauch? Der Grund kann Gluten sein: ein Proteinmix in einigen Getreidearten, das unter anderem beim Backen dafür sorgt, dass das Brot schön zusammenhält. Ein praktisches Klebereiweiß – mit einer unangenehmen Eigenschaft: Viele Menschen vertragen es nicht. Sie leiden unter der sogenannten Glutensensitivität. Und die äußert sich etwa durch Blähungen, Durchfall und Bauchweh, wenn Weizen, Roggen, Hafer, Dinkel oder Gerste ins Verdauungssystem gelangen. Auch Hautausschläge und verstärkte Müdigkeit sind nicht selten auf Glutenunverträglichkeit zurückzuführen, ebenso depressive Verstimmungen.

Noch massiver reagieren Patienten mit der Autoimmunkrankheit Zöliakie auf das Klebereiweiß: Bei dieser chronischen Dünndarmerkrankung führt Gluten zur Entzündung der Darmschleimhaut. Die hat zur Folge, dass sich die Zotten zurückbilden und Nährstoffe schlechter aufgenommen werden. Es kann zu Mangelerscheinungen und entzündlichen Prozessen im ganzen Körper kommen. Rund einer von hundert Menschen ist von Zöliakie betroffen; meist bricht sie zwischen dem ersten und achten sowie zwischen dem 20. und 50. Lebensjahr aus. Die Diagnose kann per Blutuntersuchung anhand Zöliakie-spezifischer Antikörper erfolgen und durch eine Dünndarmbiopsie gesichert werden. Experten vermuten, dass genetische Faktoren und Infektionen Auslöser der nicht heilbaren Krankheit sind. Sowohl bei Zöliakie als auch bei der wesentlich häufigeren Glutensensitivität empfiehlt sich ein völliger Verzicht auf das Klebereiweiß. Hirse, Reis sowie die Pseudogetreide Quinoa, Buchweizen und Amaranth sind glutenfrei.

Milchzucker:
Schon Hippokrates war laktoseintolerant

Verwertungsstörungen beim Verzehr von Milchprodukten sind so etwas wie eine antike Erkrankung. Angeblich soll schon der berühmte Arzt des Altertums, Hippokrates von Kos (um 460 bis um 370 v. Chr.), über Bauchbeschwerden nach dem Genuss von Milch geklagt haben. Wenn Sie also unter Völlegefühl nach dem Verzehr von einem Joghurt leiden, die Quarkspeise mit müffelnden Winden quittieren oder das Glas Milch einfach mal so in die Toilettenschüssel durchzurutschen scheint, befinden Sie sich in bester Gesellschaft. Willkommen im Klub, Sie sind vermutlich laktoseintolerant. Das ist lästig, aber nicht bedrohlich; die Auswirkungen sind deutlich harmloser als zum Beispiel bei Zöliakie.

Wenn wir geboren werden, kann fast jeder von uns Milch bestens verstoffwechseln. Ein Glück, denn an der »Milchbar Mama« können wir ja schlecht ein Alternativgetränk bestellen. Bestimmte Verdauungsenzyme, Laktasen, die auf den Zotten der Dünndarmzellen produziert werden, übernehmen die Verarbeitung. Allerdings nimmt deren Anzahl mit zunehmendem Alter meist ab. Laktose, die eigentlich beim Kontakt mit der Darmwand in ihre Zuckermoleküle zerfällt und dann resorbiert wird, gelangt bei Laktoseintoleranz unverdaut weiter in den Dickdarm. Hier stürzen sich unsere Bakterien darauf – und zwar vor allem solche, die Gas produzieren. Die anrüchigen Folgen kann sich jeder vorstellen. Gesundheitsgefährdend sind diese Verdauungsprobleme aber nicht. Und wer ein wenig auf seinen Körper hört, wird schnell feststellen, wie viel Milchzucker er seinen Enzymen ohne darauffolgenden Blähbauch zum Fraß vorwerfen kann. Denn hierzulande produzieren sogar viele Senioren das Enyzm noch in vermindertem Maße. Ganz im Gegensatz zu drei Vierteln der Weltbevölkerung: In den Ländern Afrikas und Asiens, ja selbst in Südeuropa ist die Laktoseintoleranz bei Erwachsenen der Normalzustand.

Fruktoseunverträglichkeit: Obacht beim Verzehr von Obst

»An apple a day keeps the doctor away«, sagt ein englisches Sprichwort; zu Deutsch: »Ein Apfel am Tag und der Gang zum Arzt bleibt dir erspart.« Trotz der guten Eigenschaften des Obstes trifft der Satz auf viele Menschen nicht zu: Der Grund ist Fruchtzucker, Fruktose. Während die »hereditäre Fruktoseintoleranz« (HFI), ein angeborener Defekt im Fruktosestoffwechsel, der lebensbedrohlich werden kann, sehr selten ist, kommen Verdauungsstörungen durch Fruchtzucker häufig vor. Schätzungen zufolge hat jeder dritte Deutsche Schwierigkeiten mit der Süße aus Früchten. Auch sie wird im Dünndarm nicht ausreichend aufgenommen und Richtung Dickdarm geschickt. Diesen Vorgang nennen Fachleute »Malabsorption«. Die Malabsorption betrifft einen Großteil der Bevölkerung und muss nicht zu Symptomen führen.

Erst bei Verdauungsproblemen spricht man von »intestinaler« – im Verdauungstrakt vorliegender – Fruktoseintoleranz. Worin genau die Ursachen hierfür liegen, versuchen Wissenschaftler aktuell zu erforschen. Fest steht, dass sich Betroffene mit ähnlich fiesen Begleiterscheinungen herumplagen wie Gluten- und Laktoseintolerante. Selbst die Psyche kann unter zu viel Fruchtzucker leiden: Tryptophan bindet sich an Fruktose; wird sie nicht resorbiert, geht die Aminosäure verloren und der Spiegel des Gute-Laune-Hormons Serotonin sinkt. Ob Sie unter Fruktoseintoleranz leiden, verrät ein Test, bei dem Wasserstoff in der Atemluft gemessen wird.

Beschwerden oder nicht: Fast jeder von uns isst heute viermal so viel Fruchtzucker wie die Generation unserer Großeltern. Etwa in Form von Obstsorten, die uns per Flugzeug aus fernen Ländern in den Supermarkt gebracht werden. Zudem reichert die Lebensmittelindustrie Produkte vielfach mit Fruktose an, weil sich das gesünder anhört als Zucker. Es lohnt sich also, den Konsum im Auge zu behalten.

Viel heiße Luft: Flatulenzverursacher

Politiker tun's, Rockstars und selbst die schönste Hollywoodschauspielerin: nun ja – pupsen. Dampf ablassen ist menschlich, mehr als zehnmal pro Tag entweicht Gas aus unserer Mitte. Abhängig von den Lebensumständen kann es noch zu deutlich mehr Winden kommen. Wäh-

rend wir die meisten Fürze sozusagen ausatmen – ein
Großteil der Darmgase geht in den Blutkreislauf über
und wird über die Lunge abgesetzt –, gibt es bei Blähungen einen Überschuss von täglich rund einem Liter Gas,
der per »Hosenatmung« in die Freiheit gelangen muss.
Das sorgt für luftige Turbulenzen: Flögen wir durch
den Darm, würden die Stewardessen dann vor starken
Sturmböen von rechts und links, den Flatulenzen, war-
nen. Bitte anschnallen und den Platz nicht verlassen,
gilt z.B. nach dem Genuss von Zwiebeln, frisch gebacke-
nem Brot, Kohl, Sahne, Rosinen oder Knoblauch. Denn
diese Lebensmittel füttern unsere Darmbakterien, die
auf Hochtouren unter anderem Methan, Kohlendioxid,
Schwefelwasserstoff und weitere Gär- und Faulgase produzieren. Ebenfalls berüchtigte »dufte« Kandidaten sind
Hülsenfrüchte. Wie heißt es schließlich so schön: »Jedes
Böhnchen gibt ein Tönchen.«

Außer diesen Zutaten und den bereits erwähnten
Nahrungsmittelunverträglichkeiten sorgen noch andere
Faktoren für das Ankurbeln der körpereigenen Gaspro-
duktion: kohlensäurehaltige Getränke etwa; wer zu Leib-
winden neigt, sollte stilles Wasser bevorzugen. Medikamente, Alkohol, Probleme mit der Bauchspeicheldrüse
oder entzündliche Darmerkrankungen sorgen ebenfalls
für zu viel heiße Luft. Auch Zuckeraustauschstoffe und
zu fettige Speisen führen zu den internen Unannehm-

lichkeiten. Einer der Hauptgründe ist jedoch, dass wir häufig zu schnell und zu hastig essen und dabei die Nahrung viel zu wenig kauen. Kauen Sie jeden Bissen mindestens 15-mal, denn gut gekaut ist schon halb verdaut!

DAS DARMHIRN: REINE NERVENSACHE

Das enterische Nervensystem:
Der Darm denkt mit

Dass unser Bauch ganz schön clever ist, konnten wir ja
schon anhand zahlreicher Beispiele feststellen. Die Frage
ist aber doch: Was macht den Darm eigentlich so schlau?
Die Antwort: das ENS, das »enterische Nervensystem«.
Es ist ein eigenständiger Teil unseres vegetativen Nerven-
systems und besteht aus mehr als 200 Millionen Nervenzellen, die unseren Verdauungstrakt von der Speiseröhre
bis zum Enddarm wie ein Strumpf überziehen. Zum Vergleich: Das sind mehr als im gesamten Rückenmark eines
Menschen und ungefähr so viele wie im Großhirn eines
Hundes. Wir sprechen also mit Recht vom »Bauchhirn«.

Dieses zweite Denk- und Fühlsystem ist für die Funktio-
nen unseres Magen-Darm-Bereichs von deutlich größerer
Bedeutung als das sympathische und parasympathische
Nervensystem. So ist der Darm das einzige menschliche

Organ, das seine Aufgaben auch losgelöst vom zentralen Nervensystem erledigen könnte. Das muss er aber glücklicherweise nicht; im Gegenteil, stehen die zwei »Hirne« doch sozusagen in ständigem Austausch. Das ENS steuert beispielsweise die Muskelbewegungen des Darms und die Produktion von Verdauungssäften weitestgehend eigenständig. Wäre dies nicht der Fall und müsste alles vom Kopf aus reguliert werden, würden die erforderlichen Nervenleitungen unseren Halsumfang deutlich erweitern. So führen rund 90 Prozent der Nervenbahnen vom Darm Richtung Hirn und »funken« auf diese Weise dem Oberstübchen unseren Zustand zu. Nur ein Zehntel verläuft andersherum. Allerdings nehmen wir die meisten Informationen nicht bewusst wahr – ist alles okay, nickt das Gehirn die Meldungen ab, ohne sich weiter damit zu beschäftigen. Es hat ja auch genug damit zu tun, aktiv zu werden, wenn irgendwas nicht stimmt. – Das kommt im Darm allerdings häufiger vor, und wir wären oft gut beraten, genauer auf unser Bauchgefühl zu hören …

Warum Schmetterlinge im Bauch schwer zu verdauen sind

Unser Bauchgefühl kennt vielerlei Ausprägungen. Auch wenn es Ihnen nicht bewusst ist: Sie werden in Ihrem Alltag vermutlich doch dann und wann darauf anspielen, wie es in Ihrem Verdauungstrakt gerade zugeht –

mit Redensarten. Um kaum einen Bereich drehen sich so viele Phrasen wie rund um unsere Mitte: Liebe geht schließlich durch den Magen, frisch verknallt, haben wir Schmetterlinge im Bauch. Okay, Technikfreaks vielleicht eher Flugzeuge. Im Laufe der meisten Beziehungen verwandelt sich das Fluginstrument dann immer öfter mal zu Wut im Bauch. Angst beschreiben wir damit, »Schiss« zu haben; der Bauch spricht sogar manchmal, sagt Ja oder Nein zu einer Sache. Wir handeln aus dem Bauch heraus; wenn wir jemandem schmeicheln wollen, bauchpinseln wir ihn.

Nicht selten stecken hinter diesen Formulierungen tatsächliche körperliche Phänomene. Schmetterlinge im Bauch? Sie beschreiben das Kribbeln in unserer Mitte, das uns überflutet, wenn die im Übermaß freigesetzten Glückshormone über die Nervenbahnen im Bauch weitergereicht werden. Medizinisch gesehen, ist Verliebtsein nichts anderes als eine Art Krankheit – bei der wir übrigens auch häufig wie bei einem Infekt den Appetit verlieren. Ähnlich geht es vielen Menschen bei der scheinbar gegenteiligen Situation, dem Liebeskummer. Andere hingegen stopfen bei gebrochenem Herzen wahllos in sich hinein, was geht – besonders Schokolade, die als Ankurbler der Dopaminausschüttung gilt. Unser Verdauungstrakt reagiert also massiv und sensibel auf verschiedenste Stimmungen.

Während der Darm lange lediglich als ansonsten funktionsloses Transportrohr für die Nahrung angesehen wurde, bringen aktuelle Forschungen immer größere Bedeutungen des Darms für unser Gefühlsleben ans Tageslicht.

Stimmungsmacher:
Wie Emotionen im Darm entstehen

Die Hintergründe unseres Bauchgefühls zu erforschen ist eine der neuesten wissenschaftlichen Disziplinen: Neurogastroenterologie. Galt früher, dass unsere Stimmung auf die Verdauung schlägt, gehen ihre Vertreter davon aus, dass es auch umgekehrt sein kann: Im Darm liegt möglicherweise der Schlüssel zu diversen Erkrankungen – nicht nur zu solchen, die den Stoffwechsel betreffen, wie Diabetes und Adipositas, sondern auch zu psychischen und neuropsychiatrischen.

Fest steht, dass die Darmmikrobiota bei bestimmten Diagnosen stark verändert ist. Doch bisher konnte nicht nachgewiesen werden, ob das Huhn zuerst da war oder das Ei. Verändert sich infolge einer Erkrankung die Darmflora – oder ruft vielmehr die aus der Balance geratene Bakterien-WG krankhafte Veränderungen im Verdauungstrakt hervor, die das Gehirn beeinflussen? Viele Forscher stützen diese These.

Einer der Hauptverantwortlichen für den Info-Austausch zwischen oben und unten ist der Vagusnerv, der zehnte Hirnnerv. Er fungiert als eine Art Standleitung zwischen Darm und Gehirn und spricht mit den Infos über unsere niederen Gefilde auch das limbische System im Gehirn an. Diese Region ist für Emotionen zuständig. Essen wir etwas Verdorbenes, registriert der *Vagus* das und sagt oben Bescheid. Ergebnis: Uns wird übel. Beeinflussen können wir das nicht; ebenso wenig steuern wir emotionale Signale, die unser Verdauungstrakt Richtung Kopf meldet. Das tut er z.B. auch durch Hormone wie Serotonin, Dopamin und Endorphine, die im Darm ebenso wie im Gehirn gebildet werden. Selbst Darmbakterien setzen Botenstoffe frei, die wahrscheinlich Einfluss auf unsere Gefühlswelt haben. Sie können glücklich machen, beruhigen, Ängste mindern. Doch nicht jede Darmflora ist gut zu unserem Gemüt: Auch unter Mikroben gibt es die dunkle Seite der Macht.

Reizdarm: Wenn der Bauch das Hirn zutextet

Ein gesunder Mensch nimmt nur einen Bruchteil der vom Darm automatisch im Hirn ankommenden Signale wahr. Etwa wenn die seltsam riechende Meeresfrucht, die wir uns einfach nicht verkneifen konnten, von unserem Verdauungstrakt dann doch als vollkommen unzumutbar angesehen wird. Dann leitet uns der Kopf dankbarerweise auf direktem Weg zur Toilettenschüssel. Die meisten Infos von »Hirn, hier Darm, bitte melden« verhallen jedoch, ohne dass sie uns im Alltag größer tangieren.

Ganz anders ist das bei Patienten, die unter dem Reizdarm-Syndrom (RDS) leiden. In ihnen lauscht sozusagen alles nach Neuigkeiten. Und auf alle News wird dann noch doppelt sensibel reagiert: Zum einen verfügen RDS-Betroffene über ein deutlich empfindlicheres enterisches Nervensystem, das auch das unscheinbarste Bauchblubbern wahrnimmt. Zum anderen geht das zentrale Nervensystem auch noch viel ausführlicher auf diese Meldungen –»da blubbert's!« – ein. Häufige Bauchschmerzen, Druck- und Völlegefühle, Blähungen, Durchfall, aber auch Verstopfung sind die unangenehmen Folgen dieser erhöhten Sensibilität. Für viele Patienten kommt es sogar noch erheblich dicker: Untersuchungen zeigten nämlich, dass RDS oft mit weiteren Krankheitserscheinungen einhergeht, wie etwa Schlafstörungen, Angstzuständen, Depressionen und Migräne.

Entspannungstechniken, etwa Yoga oder autogenes Training, können beim Reizdarmsyndrom vielen Betroffenon Linderung bringen. Eine medikamentöse Behandlung der Symptome ist ebenfalls möglich.

Apropos Medikamente: Wie eng die Nervensysteme von Bauch und Kopf zusammenhängen, erkennt man auch daran, dass viele Psychopharmaka gleichzeitig den Darm beeinflussen. So haben Beruhigungsmittel oft eine dämpfende Wirkung auf die Verdauung, wohingegen Stimmungsaufheller die Darmpassage beschleunigen können.

Stress verändert die Bakteriensituation

Der Bauch kann dem Kopf ganz ordentlich Stress machen – umgekehrt ist aber auch ein gestresster Geist für Veränderungen im Bauchraum verantwortlich. Denn unser Darm ist kein unveränderliches starres Mitglied des Körpers; er reagiert auf die Ernährung, auf Krankheiten und auf Stress. Notfälle, auch mentaler Art, kosten unseren Organismus viel Energie, die das Hirn nicht allein aufbringen kann. Es schaut entsprechend, woher es die bekommen kann, und stellt über Nervenfasern unter anderem an den Darm eine Energiedarlehensanfrage. Ähnlich wie die Hausbank einem guten Kunden keinen kurzfristigen Dispo-Wunsch abschlägt, kann auch unser Magen-Darm-Trakt nicht anders, als die Energie zu verleihen. Schließlich will ja alles im Körper, dass Sie Ihren Notfall geregelt bekommen, das Terminchaos abgebaut, Streit beigelegt oder Überstunden abgearbeitet werden. Das heißt für die Verdauung, dass sie jetzt auf Sparflamme läuft: Die

Durchblutung wird gebremst und z.B. die Produktion von Schleimstoffen heruntergefahren. Viele Forscher sind sich zudem sicher, dass Stress einen direkten Einfluss auf die Darmflora hat. So überleben in Zeiten psychischer Belastung andere Mikroben als etwa in entspannten Urlaubswochen. Es sind die besonders stressresistenten Exemplare, die aus dem baucheigenen Survival-Camp als Sieger hervorgehen. Aber das ist ähnlich wie im Job: Die effektiven und extrem belastbaren Kollegen gehören nicht unbedingt zu den beliebten, die für gute Teamarbeit bekannt sind. So erzeugen auch die toughen Bakterien in uns nicht gerade ein Wohlgefühl. Sie verursachen oft über die akute Stresszeit hinaus noch beispielsweise schlechte Stimmung und Bauchgrummeln. Und sie wieder aus der Darmwelt zu schaffen ist ungefähr so schwierig, wie den sich einmal in der Firma breitgemachten Ehrgeizling zur Kündigung zu bewegen.

Bauchentscheidungen? Machen Sie sich (k)einen Kopf!

Erfahrungen, die der Darm im Laufe der Zeit macht, merken wir uns. Insbesondere die weniger guten beeinflussen uns im Verhalten oft nachhaltig. Wer sich zum Beispiel einmal so richtig den Magen an einem bestimmten Lebensmittel verdorben hat, der empfindet häufig noch lange Zeit danach eine gewisse Ablehnung gegenüber dieser Speise. So trifft scheinbar unser Bauch die Entscheidung, auf Tiramisu oder Fisch die nächsten Monate erst mal zu verzichten.

So ein Bauchgefühl ist meist verlässlich. Vielleicht sind Sie aber mehr der verstandesbetonte Typ, wägen gern alle Vor- und Nachteile eines Entschlusses ab. In diesem Fall mutet es sicher eher unvernünftig an, auf ein Organ zu hören, das dazu dient, den Speisebrei ans Tageslicht zu führen. Doch auch Sie können guten Gewissens Bauchentschlüsse treffen. Denn diese entstehen, obwohl ihre Bezeichnung anderes suggeriert, hirnbetont. Bei Bauchentscheidungen, die in anderen Sprachen übrigens Herz- oder auch Darmentscheidungen heißen, handelt es sich Wissenschaftlern zufolge um Intuition. Intuition wiederum ist nichts anderes als die Interpretation von gespeicherten Erfahrungen; das sind Vorgänge, die rasch und völlig unbewusst ablaufen. Auf komplexe und schwierige Entschlüsse reagiert der Körper unter Umständen z.B. mit ansteigendem Blutdruck und Erregung. Dies können wir dann tatsächlich als Bauchgefühl erleben. Doch findet der eigentliche Vorgang der Intuition – nach bisherigen Erkenntnissen – im Kopf statt.

Hier zwei kurze Beispiele: In einer besichtigten Wohnung kommt kein spontanes Zuhausefeeling auf? Dann sagen Sie dem Makler lieber ab. Der neue Freund der besten Freundin scheint nicht koscher? Sprechen Sie mit ihr über Ihren Eindruck.

Studien zufolge leben Menschen, die bei Entscheidungen auf den Bauch setzen, zufriedener als solche, die ewig das Für und Wider abwägen.

KEIN GUTES BAUCHGEFÜHL: WENN DER DARM KRANKT

Obstipation: Rien ne va plus – Nichts geht mehr im Bauch

Gerade auf Reisen können viele Menschen ein – gequältes – Lied davon singen: von Verstopfung. Die Gründe, warum die Darmmuskeln ihren Transportservice einstellen und in den Streik gehen, liegen hierbei oft auf der Hand und vor allem an uns selbst: Wir essen zu anderen Zeiten als gewöhnlich, andere Dinge wie exotische Speisen und Gewürze, zu fettig und zu üppig, da ja das Büfett schon bezahlt ist, und kippen oft noch ein verdauungsverlangsamendes Schnäpschen hinterher. Dazu kommen bewegungsarme Autofahrten oder Flugstunden und womöglich Jetlag. Eigentlich kein Wunder, dass der Darm da auch in den Urlaubsmodus schaltet, oder?!

Auf Reisen können wir den Bauch glücklicherweise mit kleinen Tricks wieder zur Arbeit motivieren: Packen Sie ein paar Ballaststoffe in Form von Flohsamen oder Trockenobst mit in den Koffer. Dafür zahlen Sie kein Übergepäck und werden Ihr eigenes »Übergepäck« auf sanfte Art los. Und: Achten Sie auf ausreichende Flüssigkeitszufuhr. Denn verfügt unser Organismus über zu wenig Wasser, zieht er es vermehrt aus dem Darm, mit dem Ergebnis, dass der Stuhl noch härter und der Abschied noch schwerer wird. Ein großes Hindernis auf dem Weg zum erfolgreichen Toilettengang ist nicht selten auch die fremde Schüssel. Heimsch... – Sie wissen schon, Leute, die am liebsten in gewohnter Umgebung produktiv sind – sollten am besten Urlaub auf Balkonien machen oder diese Abneigung möglichst schnell überwinden. Wer nämlich ständig den Drang zurückhält, programmiert den Darm um und verwirrt so Nerven und Muskeln – bis die nachher nicht mehr so ganz wissen, wo's langgeht mit dem Transportgut. Natürlich können diese Hilfsmaßnahmen auch bei Darmträgheit zu Hause angewendet werden. Wer regelmäßig unter Obstipation leidet, sollte in jedem Fall die Ursachen vom Arzt abchecken lassen.

Diarrhö: Das Geschäft macht sich dünne

Auch die Rache Montezumas ereilt einen in fremden Gefilden besonders häufig. Der veränderte Speiseplan und nicht selten fiese Keime lösen den Durchfall aus. Diese beziehungsweise deren hiesige »Kollegen« wie Noro-

und Rotavirus können uns allerdings ebenso auf dem vertrauten Büroklo heimsuchen.

Kategorisiert wird der »flotte Otto« nach der Krankheitsentstehung (Pathomechanismus), sprich, was im Körper zum Durchfall führt, z.B. zu starke Darmbewegungen, nicht ausreichende Gallensäureproduktion oder Wasser abgebende Darmschleimhaut. Auch die Einteilung nach der Ursache, etwa Infektionen oder Nahrungsmittelunverträglichkeiten, ist üblich.

Die Behandlung ist je nach Auslöser verschieden; grundsätzlich ist jedoch eine Basistherapie erforderlich. Diese dient bei einer Diarrhö (aus dem Griechischen »durchfließen«) in erster Linie dazu, die verlorene Flüssigkeit und Elektrolyte wieder aufzufüllen. Das erreichen Sie mit einer sogenannten Rehydratationslösung, die es zum Beispiel in der Apotheke gibt. Einen ähnlichen Zaubertrank können Sie auch selbst anrühren: Geben Sie hierfür in einen Liter abgekochtes und abgekühltes Trinkwasser je einen Viertel Teelöffel Salz und Backpulver, zwei Esslöffel Zucker oder Honig sowie eine halbe Tasse Orangensaft. Die früher vom Kinderarzt oft angepriesene Kombi »Cola & Salzstangen« bitte auf keinen Fall verabreichen: In dem Getränk steckt achtmal so viel Zucker wie von der WHO empfohlen – das verstärkt den Durchfall, statt ihn zu dämpfen. Gut ist dagegen ein (mit Schale) geriebener

Apfel, denn er enthält viele Pektine. Das sind Quellstoffe, die Wasser im Darm binden. Eine mit der Gabel zerdrückte Banane spendet ebenfalls Pektin und gleicht mögliche Kaliumverluste aus. Auch bei länger anhaltendem Durchfall gilt: Ab zum Onkel Doc!

Divertikulitis: »Orangenhaut« im Darm

Ein Divertikel ist eine Art Beule in der Darmwand. Treten viele gemeinsam auf, nennen Mediziner das »Divertikulose«. In der westlichen Welt ist sie die häufigste gutartige Darmerkrankung und fast so etwas wie eine Alterserscheinung. Denn je mehr Lebenslichter wir auf der Geburtstagstorte aufstellen, desto stärker lässt unser Bindegewebe nach – und desto mehr beult sich die Darmschleimhaut aus. Bei über 50 Prozent der über 70-Jährigen kann man die fast immer im absteigenden Ast des Dickdarms vorkommenden Divertikel feststellen. Ihr Dasein allein macht aber noch keine Beschwerden und erfordert auch in den meisten Fällen keine Behandlung. Manchmal werden sie bei der Darmspiegelung ganz zufällig festgestellt.

Anders ist es, wenn sich diese Ausstülpungen in der Schleimhaut entzünden. Dann tut's typischerweise im linken Unterbauch weh, allgemeines Krankheitsgefühl und Fieber können dazukommen. Der Arzt stellt anhand dieser und weiterer Symptome, wie z.B. Verstopfung, die Verdachtsdiagnose, die durch Tast-, Blut- und Ultraschalluntersuchung bestätigt werden kann. Noch genauer ist die Darstellung per Computer- und Magnetresonanztomografie.

Die Therapie hängt ab vom Stadium der Divertikulitis: Rund drei Viertel aller Patienten leiden unter der akuten unkomplizierten Form. Da reicht es dann, eine kleine Fastenkur einzulegen bzw. auf leichte Kost zu setzen. Oft ist nicht mal ein Antibiotikum vonnöten. Das kommt erst bei schwereren Fällen zum Einsatz und bei akuter komplizierter Divertikulitis. Da hier Komplikationen auftreten können, ist ein Aufenthalt im Krankenhaus eine gute Sache. So können die Ärzte den Befund engmaschig kontrollieren und bei Bedarf schnell eingreifen, unter Umständen auch operativ. Übrigens: Divertikeln können Sie vorbeugen – mit Bewegung, viel Flüssigkeit, Normalgewicht und ballaststoffreicher Ernährung.

Hämorrhoiden: Krampfkampf mit Afteradern

Psst, ich hab da ein Problem … Schätzungen zufolge kennen 70 Prozent der Deutschen das unangenehme Gefühl, wenn's hinten juckt, brennt und nässt. Doch so verbreitet Hämorrhoidalleiden sind, so wenig kommunikativ gehen die Betroffenen damit um. Der Po ist eben noch immer eine gesundheitliche Tabuzone. Zeit, endlich mit der Geheimniskrämerei aufzuhören! Denn Fakt ist: Jeder von uns hat Hämorrhoiden. Das sind diese schwammartigen Gefäßpolster im Enddarm, die unseren After mithilfe der Schließmuskeln so vertrauenswürdig dicht machen wie Tupperware-Dosen. Doch während es auf die Plastikware eine lebenslange Garantie gibt, werden viele Hämorrhoiden im Laufe der Jahre zu Auslaufmodellen. Der Grund ist auch hier meist das schwächelnde Bindegewebe, das die anschwellenden Gefäßschwellkörper nicht mehr halten kann.

Wer seine Haut im Analbereich mit Babycreme massiert, faserstoffreich isst und den Stuhlgang nicht ausdehnt bzw. stark drückt, kann leicht vergrößerte Hämorrhoiden häufig noch selbst regulieren. Reicht das nicht mehr, juckt der After, tritt Schleim oder gar Blut aus, lohnt sich ein rascher, beherzter Arztbesuch. Denn diagnostiziert der Mediziner per Proktoskopie (Analspiegelung) Hämorrhoiden ersten oder zweiten Grades, können diese noch durch Sklerosierung, also Verödung mittels Injektion, entfernt oder mit einem speziellen Gummiband abgeschnürt werden. In der Folge schrumpfen die Gefäßpolster wieder auf normale Größe und verursachen keine Beschwerden mehr. Bei Darmkrampfadern dritten oder vierten Grades hingegen ist ein invasiver Eingriff, teils stationär, oft nicht vermeidbar. Auch hier gibt es mehrere Methoden je nach

Befund: vom »analen Lifting«, bei dem nur überschüssige Hämorrhoidalteile entfernt werden, bis hin zur vollständigen Entnahme der eigentlich wichtigen Gefäßpolster.

Morbus Crohn: Schubweise Schichtenentzündung

Morbus Crohn gehört zu den chronisch-entzündlichen Darmerkrankungen (CED). *Morbus* ist lateinisch und steht für »Krankheit«, Burrill Bernhard *Crohn* ist der amerikanische Arzt, der sie das erste Mal beschrieben hat. Wer diese Diagnose erhält, bekommt gleichzeitig eine gute und eine schlechte Nachricht. Die gute: Ansteckend ist Morbus Crohn nicht. Die schlechte: Heilbar ist sie auch nicht. Tatsächlich kennen wir nicht mal die genauen Ursachen. Morbus Crohn kann Experten zufolge erblich bedingt sein. Auch Ihr Wohnort spielt vermutlich eine Rolle: In welchem Land Sie leben, ob eher städtisch oder auf dem Land, hat Einfluss auf die Entwicklung der Krankheit. Sicher ist, dass Rauchen zu den Risikofaktoren gehört: Mit Kippe verdoppelt sich die Wahrscheinlichkeit zu erkranken.

Bei Morbus Crohn entzünden sich die Schichten der Wände des Magen-Darm-Trakts abschnittsweise. Grundsätzlich kann dies vom Mund bis zum After passieren, es betrifft jedoch meist den unteren Dünndarm (circa 25

Prozent), den Übergang vom Dünndarm zum Dickdarm (etwa 45 Prozent) sowie bei etwa einem Viertel der Patienten Dickdarm und Analkanal. Die Entzündungen treten schubweise auf und sorgen im Laufe der Jahre für eine Verdickung der Darmwände. Das kann zu Engpässen im Darm führen, sogenannten Stenosen, und zu Fisteln, das sind Entzündungsgänge, die gehäuft im Afterbereich auftreten. Auch Blutungen und Abszesse sind möglich.

Andauernde Durchfälle, gepaart mit Krämpfen, Bauchschmerzen und Blähungen, können Signale für Morbus Crohn sein. Gewichtsverlust ist ebenfalls häufig, da sich die Nährstoffaufnahme des Körpers verschlechtert. Per Blutuntersuchung, Magen- und Darmspiegelungen und bildgebenden Verfahren wird die Krankheit festgestellt. Medikamente und gegebenenfalls chirurgische Eingriffe mildern die Beschwerden und bessern die Lebensqualität.

Colitis ulcerosa:
Der Dickdarm hat die Faxen dicke

Diese Erkrankung gehört ebenfalls in die Schublade der chronisch-entzündlichen Darmerkrankungen (CED) und hat auch sonst einiges mit Morbus Crohn gemeinsam. So spielen die Gene bei der Entstehung der Colitis ulcerosa gleichsam eine Rolle, wenn auch eine kleinere. Umweltfaktoren sind bedeutend, und leider teilen beide Erkrankungen auch den bis dato geltenden Stempel »nicht heilbar«.

Colitis ulcerosa geht mit blutig-schleimigen Durchfällen einher, die zugleich das wichtigste Symptom darstellen. Bis zu 30-mal täglich suchen Betroffene in schweren Fällen das WC auf. Hierdurch kommt es zu starkem Eiweißverlust, die Patienten fühlen sich oft völlig schwach. Wie bei anderen Darmerkrankungen kann es zu Fieber, Blutarmut und einer Zunahme der weißen Blutkörperchen kommen. Anders als bei Morbus Crohn treten die ebenfalls schubweisen Entzündungen zunächst im Enddarm auf und weiten sich im Verlauf der Krankheit auf den Bereich des Dickdarms aus. Betroffen ist dabei aber »nur« die Schleimhaut, nicht die gesamte Darmwand. Allerdings kann sich die Colitis ulcerosa in seltenen Fällen auch außerhalb des Darms auswirken: Gelenkschmerzen und -entzündungen sind ebenso möglich wie Entzündungen der Haut, der Augen sowie der Gallenwege.

Für die Diagnose und zum Ausschluss anderer Darmerkrankungen ist neben den üblichen Verfahren eine Darmspiegelung sinnvoll, bei der Schleimhautproben entnommen und histologisch untersucht werden. Die ständige Entzündung hinterlässt zudem sichtbare Spuren an den Darmwänden, die bei der Koloskopie mit bloßem Auge erkennbar sind. Colitis ulcerosa wird medikamen-

tös, unter anderem mit Entzündungs- und Schmerz-
hemmern, behandelt. Im Gegensatz zu Morbus Crohn ist
eine prophylaktische Therapie möglich, die kommende
Schübe mindern oder gar verhindern kann. Da chroni-
sche Darmentzündungen das Krebsrisiko erhöhen, sind
regelmäßige Früherkennungsmaßnahmen wichtig.

Koloskopie: Die Reise ins Innere des Menschen

Zugegeben, eine Darmspiegelung ist in puncto Spaßfaktor
zu toppen. Doch auch wenn sie nicht gerade zum Hobby
taugt – ihren schlechten Ruf hat die Koloskopie nicht ver-
dient. Sie ist nicht nur zur Krebsvorsorge unersetzlich,
sondern auch zur Diagnose diverser Krankheiten. Zudem
sind bei der Koloskopie auch kleine Eingriffe möglich,
z.B. die Entfernung von Darmpolypen sowie Biopsien
(Gewebeentnahmen). Wer also bei Auffälligkeiten rund
ums Gedärm vom Arzt eine Darmspiegelung vorgeschla-
gen bekommt, sollte einfach einen Termin vereinbaren.

Und dann? Für umfassende Einblicke muss der Darm
vollständig geleert sein. Deshalb gibt's vor der Spiegelung einen Vorbereitungstag. Der sieht so aus, dass Sie
24 Stunden vor der Untersuchung nur leichte Kost, Tee,
Wasser und Brühe zu sich nehmen dürfen. Das Abendessen fällt zugunsten von zwei Liter Abführlösung aus,
am Morgen vor der Koloskopie gibt es noch ein Früh-

stück, bestehend aus einem weiteren Liter. In der Praxis oder Klinik können Sie sich auf Wunsch ein Beruhigungsmittel geben lassen; zudem erhalten Sie ein Präparat, das den Darm entspannt und die Muskulatur hemmt. Schmerzmittel werden nur bei Bedarf angewendet, da die Spiegelung zwar als etwas unangenehm empfunden werden kann, Schmerzen aber selten auftreten.

Für die Spiegelung legen Sie sich dann bequem auf die linke Seite und der Arzt beginnt mit der Untersuchung. Bevor er das Koloskop mit Gleitgel in den After einführt, tastet er diesen von innen mit dem Finger aus. Das schlauchartige Gerät wird über Mast- und Dickdarm bis in den unteren Dünndarmbereich vorgeschoben und liefert auf seinem Weg genaue Bilder des Innenlebens. Die gesamte Prozedur dauert nur circa 15 bis 30 Minuten. Nach der Entfernung des Schlauchs dürfen Sie sofort normal essen; Autofahren nur, wenn kein Beruhigungsmittel eingenommen wurde.

EIN PERFEKTER »SCHEISSTAG« – 24 STUNDEN, DIE DER DARM SICH WÜNSCHEN WÜRDE

Morgens mit einem Glas Wasser starten

Schon mit dem richtigen Tagesbeginn können wir das Wohlgefühl im Darm ganz einfach steigern. Ob Sie mit dem linken oder dem rechten Fuß aus dem Bett steigen, ist ihm völlig egal. Aber er freut sich, wenn Sie gleich nach dem Aufstehen das Glas auf ihn erheben – selbstverständlich mit Wasser, nicht mit Champagner … Die Flüssigkeit auf nüchternen Magen pusht die Verdauung auf natürliche Art. Kleine Faustregel: Kaltes Wasser regt stärker an; wer über einen eher sensiblen Magen-Darm-Bereich verfügt, kann auch lauwarmes trinken, das wirkt sanfter.

Für viele Menschen gilt das dann eigentlich schon als Frühstück, doch da hat Ihr Darm etwas dagegen: Planen Sie auch im mehr oder weniger hektischen Alltag unbedingt eine morgendliche Mahlzeit – in Ruhe! – ein. Eilig im Stehen ein nur halb zerkautes Brot hinunterzuwürgen ist aus Sicht Ihres Verdauungstrakts absolut tabu. Viel besser: ein eiweißreiches Frühstück, das Energie für den Tag gibt. Eine berechtigte Renaissance erleben zurzeit Breie, wie das beliebte englische Porridge. Es wird aus Haferflocken mit Milch oder Wasser gekocht, z.B. mit geschnittenem Obst variiert und warm verzehrt. Der hohe Eiweiß- und Ballaststoffgehalt sowie viele Vitamine und Mineralstoffe erfreuen unseren Bauch. Zudem gibt es Hinweise darauf, dass Haferbrei einen positiven Einfluss auf unsere *Mikrobiota* (Darmflora) hat. Ein frisch zubereitetes Müsli aus Getreideflocken und Nüssen ist ebenfalls ein Lieblingsessen des Darms.

Fertigmischungen hingegen sind häufig eine Zuckerfalle und ernährungsphysiologisch oft nur bedingt empfehlenswert. Schauen Sie unbedingt auf die Zutatenliste. Übrigens: Haferbrei und Müsli haben sehr viele Kalorien. Dafür liefern sie aber auch jede Menge Energie und sättigen lange Zeit. Außerdem halten sie Blutzucker- und Cholesterinspiegel in Schach.

Toilettengang in der Hocke

Über den Vorgang der Darmentleerung wissen wir schon eine Menge. Nicht zu stark drücken, nicht stundenlang auf dem Thron sitzen, die Schließmuskeln nicht ständig überfordern. Der Darm ist ein Gewohnheitstier, das gilt auch für den Stuhlgang.

Für viele Menschen bzw. Därme ist am frühen Morgen ein guter Zeitpunkt zum großen Entrümpeln. Setzen Sie deshalb einen WC-Besuch auf die morgendliche Agenda und räumen Sie dem Bauch etwa fünf Minuten für die Toilette ein, möglichst jeden Tag zur gleichen Uhrzeit.

Apropos WC: Unser Wasserklosett ist in seiner Form eigentlich vollkommen darmunfreundlich. Erstens lädt die gemütliche Position zu unnötig langem Kloaufenthalt ein, zweitens behindert sie den Darmkanal bei der Arbeit. Warum? Weil im Sitzen ein muskelbedingter Knick im Darm entsteht, der den Transportweg verlangsamt. Eine Art zusätzliche Verschlussfunktion, die auch Sinn macht: Im Normalfall möchten wir uns sitzend keinesfalls entleeren. Viel entspannter öffnet sich der Darm in hockender Position; das begradigt die interne Straße, lässt die tempomindernde Kurve verschwinden und das Fahrgeschäft rascher durchs Tor zur Welt verschwinden. Inklusive aller

Anhänger, die sonst hinter dem Knick Rast machen und den Anschluss verpassen können.

In vielen anderen Ländern sind den Därmen derartige Verzögerungen schon durch die Anatomie der stillen Örtchen fremd: Löcher im Boden, Hock- und Stehtoiletten sorgen für eine schnellere und gründlichere Entleerung. Und für weniger innere Auffälligkeiten: Hämorrhoiden und Divertikel treten am häufigsten dort auf, wo bequem im Sitzen … Sie wissen schon. Die Schüssel müssen Sie deshalb aber nicht abschrauben: Stellen Sie einen kleinen Hocker zum Abstützen der Füße vors Klo, beugen Sie sich im Sitzen leicht nach vorn – schon hat alles freie Fahrt.

Sport bringt auch den Darm in Bewegung

Workout hier, Training da – überall heißt es: Treib mehr Sport! Denn Bewegung ist schließlich gut für den Körper. Das ist fraglos richtig, doch gilt hier wie in vielen Bereichen des Lebens, das richtige Maß zu halten. Extremer Ausdauersport wie Marathonläufe & Co. verändern laut Studien die Darmwand: Sie wird durchlässiger, sodass von Darmbakterien gebildete Endotoxine in die Blutbahn gelangen können. Diese wiederum rufen entzündliche Prozesse im gesamten Körper hervor. Während gut trainierte Menschen das meist problemlos überstehen, kann es bei weniger Geübten zu massiven Auswirkungen bis hin zur lebensbedrohlichen Immunreaktion kommen. Wer intensiver sporteln möchte, sollte also langsam und kontinuierlich starten.

Eine Ausrede für physische Faulheit ist das aber nicht: Notorische Couch-Potatoes nehmen nämlich in Kauf, dass ihre Muskulatur erschlafft. Und das gilt nicht nur für Arme und Beine, sondern natürlich ebenso für den Bauch. Bewegung ist für einen möglichst wenig von Schmerzen geplagten Körper, dessen Funktionen ungestört ablaufen sollen, daher unerlässlich.

Gerade wer im Job viel sitzt, muss in der Freizeit etwas tun, auch um den Darm auf Trab zu halten. Bewegungslosigkeit quittiert unser Organismus nämlich mit diversen Wehwehchen, unter anderem mit Verstopfung.

Die gute Nachricht: Für eine geregelte Verdauung braucht es kein Fitnessstudioabonnement. Regelmäßige Radtouren und Nordic Walking halten den Stoffwechsel in Schwung, Gymnastik unterstützt die Bauchmuskeln. Radfahren – diesmal als Trockenübung auf dem Rücken liegend mit imaginären Pedalen –, Beckenbodentraining und Entspannungstechniken wie Yoga oder Tai Chi regen die Atmung und damit die Bauchmuskeltätigkeit an, sie regulieren den Druck auf unsere Mitte und wirken durch An- und Entspannung entkrampfend.

Achtsames Essen ohne Verdauungsschnaps

Warum essen wir? Wenn wir ehrlich sind, tun wir's oft aus anderen Gründen als aus Hunger. Oder so formuliert: Es gibt außer dem Hunger des Magens auch mehrere Arten von Appetit. »Augenappetit« zum Beispiel, wenn eine Speise so künstlerisch auf dem Teller drapiert ist, dass Sie Lust bekommen, sie zu essen. Diesen Hunger können Sie alternativ stillen, indem Sie beispielsweise einen Strauß Blumen anschauen. Riechen Sie an den Blüten – damit befriedigen Sie auf einen Streich auch den Nasenhunger. Der entsteht, wenn Sie frisch gebackenen Kuchen erschnüffeln oder aus dem Nachbarhaus Kochgerüche herüberwehen. Sehr häufig gibt es »Geist-« und »Herzappetit«: Bei Ersterem essen Sie zum Beispiel aus Langeweile. Füttern Sie sich dann – aber statt mit Essen mit neuen Infos. Bei »Herzappetit« suchen Sie Trost oder Belohnung – die Nähe eines anderen Menschen macht Sie dann so satt, wie es kein Mahl vermag.

Unser Verdauungstrakt hat auch ohne überflüssiges Futtern im Laufe des Lebens mit rund 30 Tonnen Nahrung genug zu tun. Wenn wir essen, sollten wir es deshalb bewusst tun und dem Bauch die richtigen Zutaten servieren. Ballaststoffreiches Gemüse – wer zu Blähungen neigt, fügt Kümmel, Anis oder Koriander hinzu – nährt die Darmflora und kurbelt den Speisebreitransport an. Das tun auch die Milchsäurebakterien in Joghurt, Sauerkraut & Co. Fettes Essen hingegen macht den Darm träge und uns gleich mit. Mit rotem Fleisch und Wurst sollten Sie sparsam umgehen: Beides erhöht unter anderem das Krebsrisiko.

Übrigens: Wenn Sie zum Leidwesen des Darms schon schwer gegessen haben, »kippen« Sie keinen Magenbitter hinterher. Alkohol lockert zwar die Magenmuskulatur, sodass das Völlegefühl rascher vergeht. Die Verdauung fördert der Schnaps aber keineswegs: Er verzögert das »Verwursten« des Essens. Bitterstoffe tun gut – jedoch bitte in Form von z.B. Chicorée, Artischocken oder Endiviensalat.

Plädoyer für den freien Pups

Hihi, ein Furz. Kaum etwas löst so viel Verlegenheit und infantiles Kichern aus wie heiße Luft aus dem Darm. Und das, obwohl jeder von uns literweise Darmgase produziert – und das täglich. 12,7 Pupse sind es laut Wissenschaftlern, die sie in »epd« (emissions per day) messen. 40 Milliliter Gas treten pro Pups aus, der sich dann mit einer Geschwindigkeit von rund einem Meter pro Sekunde in die Atemluft unserer Mitmenschen davonmacht. Während die meisten Leute draußen relativ beherzt loslassen und in die Freiheit schicken, was rauswill, ist man in geschlossenen Räumen meist deutlich zurückhaltender. Restaurant, Kino oder auch Flugzeug gehören zu den äußerst unbeliebten Pupsplätzen. Dabei steigt gerade im Flieger der innere Druck: Durch die zunehmende Höhe dehnen sich die Gase in uns aus. Experten nennen dieses Phänomen »Boeing belly«, das in der Maschine für mächtig dicke Luft sorgt. Denn schließlich sind alle Mitreisenden davon betroffen, nicht nur die Passagiere, auch die Crew. Um den Sitznachbar nicht zu verstören, verkneifen wir uns verräterische Geräusche und Gerüche lieber. Doch das kann nicht nur äußerst schmerzhafte Folgen haben: Wer die Luft im Bauch angestrengt zurückhält, sorgt für einen geblähten Darm, der die Gase an den Krümmungen einklemmt. Das verursacht Bauchschmerzen, Verdauungsprobleme und Krämpfe. Alarm im Darm! Damit das nicht passiert, raten Fachleute einstimmig, der Natur freien Lauf und das Gas fahren zu lassen. »Let it go« heißt das simple und einleuchtende Fazit einer neuseeländischen Studie, die sich auf Blähungen an Bord bezieht. Freiflug für Flatulenzen, das sollten Sie sich auch im Alltag zu Herzen nehmen. Vielleicht werden die Überlegungen, geruchsbindende Aktivkohle in Flugzeugsitzen zu verarbeiten, dann auch auf Kinosessel et cetera ausgeweitet …

Abends nur leichte Kost

Ab 18 Uhr nichts mehr essen, keine Kohlenhydrate am Abend, am besten nur einen Salat zum Nachtmahl einnehmen – Dinnerregeln, die die Hüften schlank und den Darm in Takt halten sollen, gibt es viele. Pauschal für jeden passend sind jedoch nur die wenigsten. Sicher ist, dass Salat und Obst zu später Stunde keine gute Wahl sind: Da wir meist relativ kurz nach dem Abendessen ins Bett gehen, wird Rohkost vorher oft nicht mehr vollständig verdaut. Während frisches Gemüse und Früchte über den Tag natürlich durchaus empfehlenswert sind, liegen sie uns nachts schwer im Magen oder weiter unten, werden nicht ordnungsgemäß aufgespalten und lösen Gärungs- und Fäulnisprozesse aus. Es bilden sich Gase und sogar Alkohole. Wer einen Mitternachtsobstsalat isst, kann davon sozusagen einen Kater inklusive Kopfschmerzen bekommen.

Aber was soll dann abends auf den Teller? Fette Speisen verursachen ein »Felsbrocken im Bauch«-Gefühl, Kohlenhydrate sind als Dickmacher verschrien. Also gar nichts futtern? Das ist nur sinnvoll, wenn man abspecken möchte – hier kann das sogenannte Dinner-Cancelling tatsächlich sehr hilfreich sein. Wenn Sie sich jedoch »nur« darmfreundlich ernähren möchten, sollten Sie auf eine Kombi aus Eiweißen und Kohlenhydraten setzen

Nehmen Sie ausschließlich Proteine zu sich, wird's ganz schön schwer verdaulich, zu viele Kohlenhydrate wiederum werden wirklich in Fettpölsterchen umgewandelt. Und nicht nur das: Sie geben uns viel Energie zu einem Zeitpunkt, an dem wir eigentlich eher müde werden sollten. Daher ist eine Mischung aus beidem, z.B. in Form einer Suppe, ideal. Auch gedämpftes Gemüse mit Vollkornreis oder Kartoffeln (ohne üppige Sauce) schmecken dem Darm und behindern auch nicht die Ausschüttung des Schlafhormons Melatonin. Damit auf den guten Appetit auch eine gute Nacht folgt …

Mindestens sieben Stunden Schlaf

Eine ungestörte Nachtruhe tut unserem Organismus gut. Wir wachen erholt auf, fühlen uns gestärkt für die zu erwartenden Herausforderungen. Schlafmangel wiederum löst gesundheitliche Probleme aus: Die Entstehung von Diabetes, Übergewicht und Herz-Kreislauf-Erkrankungen wird durch zu wenig nächtliche Erholung begünstigt. Wer langfristig kürzer als sechs Stunden schläft, hat ein erhöhtes Risiko, an Darmkrebs zu erkranken. Dickdarmpolypen treten bei Wenigschläfern deutlich häufiger auf. Achtung: Die gutartigen Wucherungen können zu bösartigen Tumoren entarten.

Auch unser Immunsystem – 70 Prozent der Abwehrzellen wohnen im Darm – braucht den Erholungsschlaf. Zu wenig Erholung bedeutet, dass sich die Abwehr nicht ausreichend regenerieren kann und schlechter vor Infekten schützt. Erreger haben jetzt leichtes Spiel.

Schlaf benötigt unser Verdauungstrakt aber nicht nur, um nicht krank zu werden, sondern auch für seine charakteristische Aufgabe: die Verdauung. Während Sie nachts gemütlich schlummern und äußerlich eher inaktiv scheinen, geht in Ihrem Darm nämlich die Post ab. Okay, die Schneckenpost. Aber es wird gearbeitet! Und das besonders gründlich: Da wird ausgiebig geknetet, es werden Verdauungssäfte ausgeschüttet, die Organe sind bestens durchblutet – ganz anders als zum Beispiel zur Mittagszeit. Im Darm wird aufgeräumt, der Speisebrei weiterbefördert und auch die letzten Nährstoffe daraus eingesammelt. Dass wir morgens der Toilette gern einen Besuch abstatten, ist also kein Zufall.

Schlafen wir unregelmäßig und zu wenig, kann dies nicht nur zu Verdauungsbeschwerden führen, sondern auch zu einem Mangel an bestimmten Nährstoffen. Verwöhnen Sie sich also möglichst täglich mit mindestens sieben Stunden Erholungsprogramm auf der Matratze. So sind Sie morgens wieder fit für den neuen Tag – mit rundum gutem Bauchgefühl!

GLOSSAR

Adenom

gutartiges Geschwulst aus Schleimhaut bzw. Drüsenge-
webe; kann jedes Organ betreffen. Ein Adenom des Darms
kann bei einer Darmspiegelung gefunden und gleich entfernt werden.

Aminosäuren

vereinfachend: Bausteine, aus denen Proteine (Eiweiße)
zusammengesetzt sind

Biopsie

Entnahme einer Gewebeprobe, etwa bei einer Darmspiegelung. Die Probe wird anschließend mikroskopisch untersucht, um z. B. krankhafte Veränderungen festzustellen.

Chronisch entzündliche Darmerkrankungen

Chronisch entzündliche Darmerkrankungen (CED) nennt
man entweder wiederkehrende oder kontinuierlich auf-
tretende Erkrankungen des Darms. Häufige CED sind *Colitis ulcerosa* und Morbus Crohn.

Colitis ulcerosa

Die *Colitis ulcerosa* ist eine Darmerkrankung, die zu den chronisch-entzündlichen Darmerkrankungen (CED) gehört. Entzündungen im Bereich des Mast- und Dickdarms sind typisch für die Krankheit.

Colon

siehe Kolon

Colon sigmoideum

siehe Sigmaschlinge

Diarrhoe/ Diarrhö

wässriger bzw. hellbrauner Durchfall, der sowohl akut als auch chronisch auftreten kann

Duodenum

der Zwölffingerdarm; erster Teil des Dünndarms, der sich an den Magen anschließt

Enzym

Enzyme (früher: *Fermente*) sind fast immer Proteine, die biochemische Reaktionen beeinflussen. Enzyme nehmen eine wichtige Funktion im Stoffwechsel des Menschen ein.

Extraintestinal

außerhalb des Darms *(intestinum)* gelegen

Fissur

Einriss der Haut oder Schleimhaut, z. B. in der Analregion *(Fissura ani)*

Fistel

röhrenartige Verbindungen zwischen einzelnen Darmabschnitten oder dem Darm und anderen Organen wie Harnblase bzw. Haut; entstehen aus einer Entzündung heraus

Flatulenz

Blähungen, Darmwinde; von lat. *flatus* (Wind)

Gastroenterologe

ein Facharzt für Innere Medizin, der sich auf die Verdauungsorgane spezialisiert hat; die Gastroenterologie konzentriert sich auf Diagnose und Behandlung von Krankheiten, die z. B. in Speiseröhre, Magen, Dünndarm, Dickdarm, Gallenwege und Leber auftreten.

Gastrointestinaltrakt

So bezeichnen Mediziner den überwiegenden Teil des Verdauungsapparates von der Speiseröhre bis zum Anus.

Grimmdarm
siehe Kolon

Guajak-Test
Ein Guajak-Test dient dem biochemischen Nachweis von nicht sichtbarem (okkultem) Blut im Stuhl.

Hämorrhoiden
Hierbei handelt es sich umgangssprachlich meist um erweiterte Blutgefäße in der Afterregion.

Hereditär
bedeutet »erblich« und beschreibt die Weitergabe nicht nur von Merkmalen und Eigenschaften, sondern auch von Krankheiten und Missbildungen an nachfolgende Generationen

Ileum
Krummdarm; der unterste Teil des Dünndarms, der in den Dickdarm mündet

Ileus
Darmverschluss; ernst zu nehmender Zustand, bei dem der Darminhalt nicht weitertransportiert werden kann. Muss unbedingt behandelt werden!

Indikation
die Eignung oder auch Notwendigkeit von medizinischen
Methoden zur Diagnose und Therapie in bestimmten
Krankheitssituationen

Intestinal
den Darm betreffend

Jejunum
der mittlere Abschnitt des Dünndarms; zwischen dem
Zwölffingerdarm *(Duodenum)* und dem Krummdarm *(Ileum)* gelegen

Kolon
Das Kolon, auch *Colon* oder Grimmdarm genannt, ist der
mittlere Teil des Dickdarms.

Koloskop
ein Instrument zur Darmspiegelung, das aus einem dünnen, flexiblen Schlauchsystem mit einer Videokamera
besteht

Koloskopie
Darmspiegelung; die endoskopische Untersuchung des
Dick- und Mastdarms. Während der meist nur ca. 20 Minuten dauernden Untersuchung können Krebsvorstufen
(Polypen) schonend entfernt werden.

Laktoseintoleranz
beschreibt das Auftreten einer Unverträglichkeit gegenüber Milchzucker (Laktose)

Mastdarmspiegelung
Die Mastdarmspiegelung wird auch »Rektoskopie« genannt; sie dient der Untersuchung des Analkanals und des Rektums.

Morbus Crohn
Morbus Crohn ist eine chronisch-entzündliche Darmerkrankung, die sich aus dem lateinischen Wort »*morbus*« für Krankheit und »Crohn« nach dem Gastroenterologen Burrill Bernard Crohn zusammensetzt. Sie kann von der Mundhöhle bis zum After im gesamten Magen-Darm-Trakt auftreten.

Motilität
beschreibt in der Medizin unwillkürliche Bewegungsvorgänge, z. B. des Darms *(Peristaltik)*

Mukosa
Schleimhaut, die meist als Schutzschicht das Innere von Hohlorganen auskleidet

Obstipation
Verstopfung; beschreibt die erschwerte oder weniger als dreimal wöchentlich erfolgende Darmentleerung

Peristaltik
Peristaltik nennt man die wellenförmige Muskel- und Bewegungstätigkeit verschiedener Hohlorgane wie z. B. des Magens oder des Darms.

Proktologie
medizinisches Fachgebiet zur Diagnose und Behandlung von Enddarmerkrankungen

Rektum
Mastdarm; der Dickdarm endet hier hinein. Das Rektum dient zum Lagern des Kots bis zur Entleerung.

Sigmaschlinge
Die Sigmaschlinge (wird auch Sigmadarm, Sigmoid oder *Colon sigmoideum* genannt) ist der vierte und gleichzeitig letzte Teil des menschlichen Dickdarms.

Viszeral
zu den Eingeweiden gehörend

Zöliakie
Als Zöliakie wird Glutenunverträglichkeit bezeichnet; seltener nennt man die Erkrankung auch »Sprue«.

QUELLENVERZEICHNIS

Meterlanger Tunnel im Bauch – der Aufbau des Darms

Giulia Enders: Darm mit Charme. Alles über ein unterschätztes Organ, Berlin 2015

https://de.wikipedia.org/wiki/Darm#Darmwand

http://www.infoportal-darmkrebs.de/wissenswertes-darmkrebs/der-menschliche-darm/

http://www.internisten-im-netz.de/de_duenndarm-aufbau-funktion_1514.html

http://www.apotheken.de/gesundheit-heute-news/article/aufbau-und-funktion-von-duenn-und-dickdarm/

http://www.medizinfo.de/gastro/anatomie/enddarm.shtml

http://www.wissen.de/bildwb/dickdarm-zuverlaessiger-wasserentzug

http://www.netdoktor.de/Gesund-Leben/Anatomie/Magen-Darm-Trakt-Aufbau-9900.html

https://de.wikipedia.org/wiki/Darm

Leben im Darm – ein Paralleluniversum

Giulia Enders: Darm mit Charme. Alles über ein unterschätztes Organ, Berlin 2015

http://derstandard.at/2000009887841/Die-Geheimnisse-der-Bauch-Hirn-Achse

http://www.spektrum.de/news/die-darm-hirn-achse/1378268

http://www.spektrum.de/news/macht-der-darm-uns-gluecklich/1310381

http://www.zentrum-der-gesundheit.de/schaedlich-fuer-darmflora.html

http://woman.brigitte.de/gesundheit/gesund-bleiben/darm-psyche-1224212/

http://diepresse.com/home/leben/gesundheit/544225/Was-lebt-im-Darm

http://www.deutschlandfunk.de/medizin-leben-im-darm.676.de.html?dram:article_id=271723

http://dradiowissen.de/nachrichten/ern%C3%A4hrung-hygiene-sorgt-f%C3%BCr-weniger-vielfalt-in-der-darmflora

http://www.medical-tribune.de/home/news/artikeldetail/auffaellige-darm-mikrobiota-bei-typ-1-diabetes.html

http://www.strunz.com/de/news/darm-und-depression.html

http://www.zeit.de/wissen/gesundheit/2013-08/darmflora-bakterien-uebergewicht/komplettansicht

http://www.pharmazeutische-zeitung.de/index.php?id=37709

http://www.wissenschaft.de/leben-umwelt/biologie/-/journal_content/56/12054/939384/Typ-Beratung-f%C3%BCr-den-Darm/

http://www.zeit.de/2014/12/mikrobiom-bakterien-darm

http://www.welt.de/gesundheit/article13580687/Und-zu-welchem-Darmtyp-gehoeren-Sie.html

http://www.gesund-aktiv.com/wissenswertes/oekosystem-darm-die-bedeutung-einer-gesunden-darmflora/

Die Verdauung – vom Nahrungsbrei zur Resterampe

Giulia Enders: Darm mit Charme. Alles über ein unterschätztes Organ, Berlin 2015

http://www.onmeda.de/magen_darm/verdauung-wo-laeuft-was-waehrend-der-verdauung-ab--17176-2.html

http://www.apotheken-umschau.de/Darm

http://www.planet-wissen.de/natur/anatomie_des_menschen/verdauen/pwwbverdauen100.html

http://www.sonnentaler.net/dokumentation/wiss/humanbio/weiter/chemie-verdauung.html

http://www.gesundheit.de/wissen/haetten-sie-es-gewusst/medizinische-begriffe/was-sind-enzyme

http://www.pharmazeutische-zeitung.de/index.php?id=28908

https://de.wikipedia.org/wiki/Bristol-Stuhlformen-Skala

http://www.focus.de/gesundheit/ratgeber/verdauung/darm/symptome/funktion/magen-und-duenndarm_aid_11760.html

http://user.medunigraz.at/helmut.hinghofer-szalkay/IV.8.htm

Gutes Essen, schlechtes Essen

Giulia Enders: Darm mit Charme. Alles über ein unterschätztes Organ, Berlin 2015

http://www.t-online.de/lifestyle/gesundheit/id_49482336/darm-20-dinge-die-den-darm-krank-machen-.html

http://www.apotheken-umschau.de/fruchtzuckerunvertraeglichkeit

http://www.focus.de/gesundheit/ratgeber/verdauung/darm/therapie/ernaehrung/ernaehrung/verdauungsfoerderer_aid_11777.html

http://www.ernaehrung.de/tipps/allgemeine_infos/ernaehr11.php

http://www.fitforfun.de/abnehmen/gesunde_ernaehrung/gesunde-ernaehrung-die-rolle-der-naehrstoffe-eiweiss-fett-und-kohlenhydrate_aid_10133.html

http://www.paleo360.de/gesunde-ernaehrung/naehrstoffe-in-der-ernaehrung/

http://www.dzg-online.de/das-krankheitsbild.364.0.html

http://www.internisten-im-netz.de/de_was-ist-zoeliakie_1200.html

http://www.gluten-unvertraeglichkeit-erkennen.de/de/glutenunvertraeglichkeit/

https://de.wikipedia.org/wiki/Laktoseintoleranz

http://www.zeit.de/wissen/geschichte/2012-02/oetzi-forschung-krankenakte

http://www.lifeline.de/ernaehrung-fitness/galerie-blaehende-lebensmittel-id94905.html

http://www.netdoktor.de/symptome/blaehungen/

https://www.was-wir-essen.de/fruktosemalabsorption.php

Das Darmhirn: reine Nervensache

Giulia Enders: Darm mit Charme. Alles über ein unterschätztes Organ, Berlin 2015

Shetreat-Klein, Maya: Darm heilt Hirn heilt Körper. Wie wir uns und unsere Kinder richtig ernähren, München 2015

http://www.onmeda.de/special/magenprobleme_auf_reisen/enterisches_nervensystem.html

http://www.3sat.de/page/?source=/nano/medizin/159275/index.html

http://future.arte.tv/de/der-bauch-unser-zweites-gehirn?language=de

http://gesund.co.at/das-bauchgehirn-erkenntnisse-der-neurogastroentero-logie-26770/

http://www.focus.de/gesundheit/ratgeber/verdauung/magen/tid-19809/enterisches-nervensystem-die-intelligenz-im-bauch-bauchentscheidun-gen-sind-eher-kopfsache_aid_550453.html

http://www.deutschlandradiokultur.de/medizin-das-zweite-gehirn.976.de.html?dram:article_id=295837

http://www.focus.de/gesundheit/ratgeber/verdauung/darm/hoer-auf-deinen-bauch-der-gute-draht-vom-bauch-zum-kopf_id_4534281.html

https://de.wikipedia.org/wiki/Zentralnervensystem

http://www.focus.de/gesundheit/ratgeber/verdauung/magen/tid-19809/enterisches-nervensystem-die-intelligenz-im-bauch-intuition-geschieht-unbewusst_aid_550455.html

http://www.pharmazeutische-zeitung.de/index.php?id=23369

Kein gutes Bauchgefühl: wenn der Darm krankt

Giulia Enders: Darm mit Charme. Alles über ein unterschätztes Organ, Berlin 2015

http://www.medizinpopulaer.at/archiv/medizin-vorsorge/details/article/darmdivertikel-weit-verbreitet-oft-unterschaetzt.html

http://www.contilia.de/diagnosen/haeufige-diagnosen-und-ihre-therapien/darmerkrankungen/

http://www.apotheken-umschau.de/darm/colitis-ulcerosa

http://superfood-gesund.de/haemorrhoiden/

https://www.gesundheitsindustrie-bw.de/de/fachbeitrag/aktuell/die-regula-tion-des-intestinalen-immunsystems/

http://flexikon.doccheck.com/de/Obstipation

http://www.pflegewiki.de/wiki/Obstipation

http://www.apotheken-umschau.de/Durchfall

http://www.morbus-crohn-aktuell.de/

http://www.kompetenznetz-ced.de/morbus-crohn.html

http://www.kompetenznetz-ced.de/colitis-ulcerosa-2.html

http://www.gesundheit.de/medizin/untersuchungen/magen-darm/dick-
darmspiegelung-koloskopie

http://www.onmeda.de/behandlung/darmspiegelung-ablauf-2902-3.html

Ein perfekter »Scheißtag« – 24 Stunden, die der Darm sich wünschen würde

Giulia Enders: Darm mit Charme. Alles über ein unterschätztes Organ, Berlin 2015

Zulley, Jürgen; Knab, Barbara: Die kleine Schlafschule. Wege zum guten Schlaf, Freiburg im Breisgau 2014

http://www.brigitte.de/gesund/gesundheit/verdauung-anregen-1188879/

http://www.welt.de/gesundheit/article115198310/Vergessen-Sie-alle-Weis-heiten-ueber-Ihre-Verdauung.html

http://www.spektrum.de/news/extremer-ausdauersport-macht-darm-durchlaessig/1351136

schrotundkorn.de/ernaehrung/lesen/201312e08.html

http://www.barbara-knab.de/pdf/Knab_UBG_Essen.pdf

http://www.welt.de/reise/article134930651/Warum-Sie-im-Flugzeug-lie-ber-pupsen-sollten.html

Glossar

http://www.fromme-magen-darm.de/glossar/

http://dasgastroenterologieportal.de/Glossar.html

http://www.magendarm-forum.de/glossar-reizdarm.html

http://www.ced-im-griff.de/glossary

https://mammamia-online.de/darmkrebs/glossar-darmkrebs/

www.wikipedia.de

Ebenso in dieser Reihe erschienen:

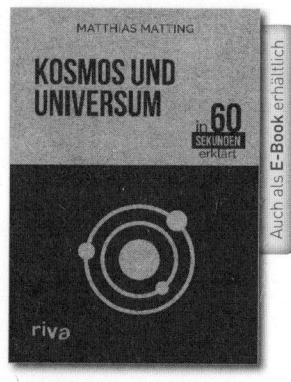

Matthias Matting
**Kosmos und Universum
in 60 Sekunden erklärt**
96 Seiten
6,99 € (D) | 7,20 € (A)
ISBN 978-3-86883-829-9

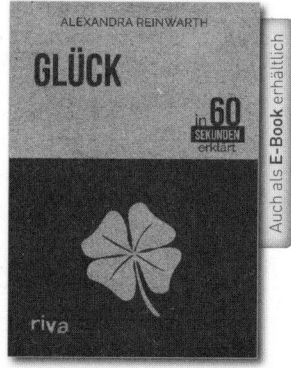

Alexandra Reinwarth
**Glück in 60 Sekunden
erklärt**
96 Seiten
6,99 € (D) | 7,20 € (A)
ISBN 978-3-86883-831-2

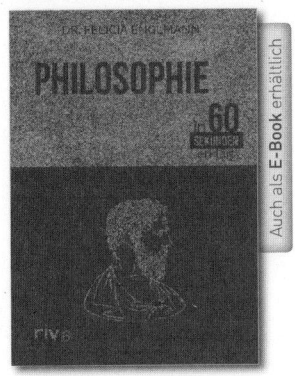

Dr. Felicia Englmann
Philosophie in 60 Sekunden erklärt
96 Seiten
6,99 € (D) | 7,20 € (A)
ISBN 978-3-86883-844-2

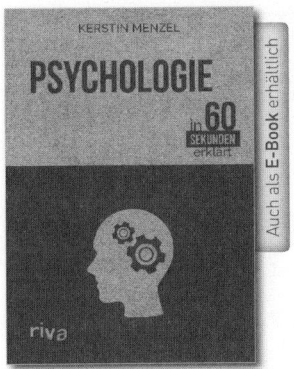

Kerstin Menzel
Psychologie in 60 Sekunden erklärt
96 Seiten
6,99 € (D) | 7,20 € (A)
ISBN 978-3-86883-839-8

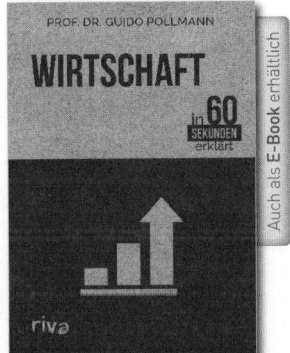

Prof. Dr. Guido Pöllmann
Wirtschaft in 60 Sekunden erklärt
96 Seiten
6,99 € (D) | 7,20 € (A)
ISBN 978-3-86883-843-5